Kinderträume verstehen

D1929962

Für meine Enkel
Vincent, Anna-Lena und Sophie

empfohlen vom KIKT Kölner Institut für Kindertherapie

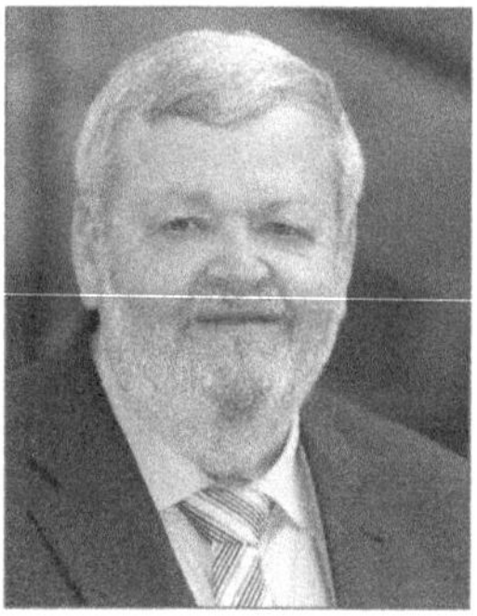

KD Busch, Studio für Professionelle Fotografie

Hans Heinz Hopf, Dr. rer. biol. hum., analytischer Kinder- und Jugendlichen-Psychotherapeut, bis 1995 in eigener Praxis, danach Therapeutischer Leiter im Therapiezentrum „Osterhof", Baiersbronn. Wissenschaftliche Veröffentlichungen mit den Schwerpunkten Aggression, Traum und spezielle Neurosenlehre bei Kindern und Jugendlichen, ADHS und Jungen, über zwanzig Jahre Beiträge für den Südwestrundfunk. Von 2003 an wieder in eigener Praxis tätig. Im Mabuse-Verlag ist bereits erschienen: Wenn Kinder krank werden.

Hans Hopf

Kinderträume verstehen

Mabuse-Verlag
Frankfurt am Main

Bibliografische Information der Deutschen Nationalbibliothek

Die Deutsche Nationalbibliothek verzeichnet diese Publikation in der Deutschen Nationalbibliografie; detaillierte bibliografische Angaben sind im Internet unter http://dnb.d-nb.de abrufbar.

Informationen zu unserem gesamten Programm, unseren AutorInnen und zum Verlag finden Sie unter: www.mabuse-verlag.de.

Wenn Sie unseren Newsletter zu aktuellen Neuerscheinungen und anderen Neuigkeiten abonnieren möchten, schicken Sie einfach eine E-Mail mit dem Vermerk „Newsletter" an: online@mabuse-verlag.de.

2., überarbeitete und aktualisierte Auflage
©2016 Mabuse-Verlag GmbH
Kasseler Straße 1a
60486 Frankfurt am Main
Tel.: 069-70 79 96-13
Fax: 069-70 41 52
verlag@mabuse-verlag.de
www.mabuse-verlag.de
www.facebook.com/mabuseverlag
1. Aufl. erschienen bei rororo
©1992 bei Rowohlt Taschenbuchverlag GmbH

Lektorat: Franziska Brugger, Frankfurt am Main
Satz: Tischewski & Tischewski, Marburg
Umschlaggestaltung: Marion Ullrich, Frankfurt am Main
Umschlagfoto: © rossario/istockphoto.com

Druck: CPI – Clausen & Bosse, Leck
ISBN: 978-3-86321- 293-3
Printed in Germany
Alle Rechte vorbehalten

Inhalt

Vorwort

Anlässlich eines Besuches schläft die Oma beim fünfjährigen Vincent im Zimmer. Am nächsten Morgen verkündet Vincent mit leuchtenden Augen: „Oma, das war schön heute Nacht. Da habe ich Dich geheiratet." Vincent ist gerade in seiner „romantischen Phase", von den Psychoanalytikern auch ödipal genannt. Deutlicher als über diesen Traum hätte seine Oma nicht erfahren können, dass er sie außerordentlich liebt: Ein kleiner Bub macht da keinen Unterschied, es muss nicht die Mama, es kann auch mal die Oma sein. So erfasst sie zum einen Vincents derzeitige ganz individuelle Befindlichkeit. Sie erfährt aber auch von der aktuellen Entwicklungszeit eines kleinen Jungen, während derer Kinder – unter anderem – lernen, wie man sich verliebt.

1980 habe ich zum ersten Mal auf Anregung des Lektors Dr. Horst Speichert ein kleines Büchlein über Kinderträume für die Reihe rororo-Elternrat verfasst. Dieses Buch habe ich 1992 völlig neu geschrieben und jetzt für den Mabuse-Verlag überarbeitet und aktualisiert.

Trivial gesagt, handelt es sich beim Traum um unser Erleben während des Schlafes, um die Erinnerung an alle kognitiven und emotionalen Phänomene. Wir denken, fantasieren und „tagträumen" unentwegt, warum soll das während des Schlafens aufhören? Ein wichtiger Unterschied besteht jedoch: Während des Schlafes werden alle Sinnesorgane quasi ausgeschaltet, nichts soll den Schlaf stören, den jetzt der Traum hütet. Warum sollen also Kinder nur von ihren alltäglichen Überlegungen und Phantasien berichten und nicht von ihren nächtlichen Abenteuern? Weil an dieser Stelle oft Angst einsetzt, dass Träume nur schwer zu verstehen seien, dass sie aus dem Unbewussten kommen, dass wir etwas falsch machen könnten, wenn wir keine ausgebildeten Psychotherapeuten sind: Träume besitzen nach wie vor den Charakter von etwas Geheimnisvollem, Rätselhaftem, und nicht selten wird darum befürchtet, womöglich irgendwelche negativen psychischen Prozesse auszulösen. Aber diese Ängste sind unberechtigt. Denn wenn ein Kind uns einen Traum erzählt, so entsteht ein Dialog. Der Traum erfährt so seinen Sinn, das Kind eine Bestätigung: Erst in der Interaktion lernt das Kind, mit Träumen umzugehen.

Gehen Sie auf die Traumerzählungen ein, dann können Sie Ängste, Befürchtungen und Konflikte des kleinen Träumers oder der Träumerin sehen und (besser) verstehen – und Sie können womöglich Ihr Verhalten gegenüber dem Kind überdenken, die eigenen Wünsche und Bedürfnisse, die dabei eine Rolle spielen, näher in Augenschein nehmen und sich damit auseinandersetzen.

Träume von Kindern bekommen ihre Bedeutung also erst durch unser Interesse und unsere Wertschätzung, Kinder lernen zu träumen, wenn wir ihre Träume für sinnvoll halten. Auch der Kinderarzt und Psychoanalytiker Donald Winnicott hat sich mit dieser „kommunikativen Funktion" der Träume von Kindern befasst, wenn er schreibt: „Bei kleinen Kindern ist es normal, dass sie Angst- und Schreckensträume haben. Bei solchen Gelegenheiten brauchen die Kinder jemanden, der ihnen hilft, sich an das zu erinnern, was sie geträumt haben. Es ist eine sehr nützliche Erfahrung, wenn der Traum sowohl geträumt, als auch behalten wird …" (Winnicott, 1997, S. 68).

Als Schüler las ich das Buch „Die Traumdeutung" von Sigmund Freud. Ich war von der Lektüre fasziniert, und das Thema „Träume" hat mich seitdem nicht mehr losgelassen. Ich habe mich in meinem ersten Beruf als junger Lehrer damit befasst, während meiner eigenen Psychoanalysen, dann während meiner psychoanalytischen Ausbildung, später als Psychotherapeut wie auch als Forscher. Dies hat sich auf die Struktur dieses Buches ausgewirkt.

In erster Linie ist es natürlich ein Buch für Eltern. An verschiedenen Fallbeispielen möchte ich aufzeigen, dass der Umgang mit den Träumen der Kinder nicht anders sein muss als mit anderen kindlichen Mitteilungen auch. Einen großen Teil des Verständnisses und des Umgangs mit den Träumen haben mich meine eigenen Kinder, inzwischen auch meine Enkel und meine Therapiekinder gelehrt.

Das Kapitel, in dem ich ein schulisches Projekt vorstelle, wendet sich besonders an Lehrerinnen und Lehrer. Auch in der Schule ist ein Umgang mit Phantasien, Tagträumen und Träumen möglich, oft sogar dringend notwendig. Es ist eine wichtige Möglichkeit, Verdrängtes aufzugreifen und symbolisch zu verarbeiten – zum Beispiel bei der Suchtprophylaxe, auch in der Medienerziehung etc.

Und schließlich habe ich versucht, einige wissenschaftliche Ergebnisse über das Träumen der Kinder aufzubereiten und darzustellen, von denen ich glaube, dass sie nicht nur für den Fachmann von Bedeutung sind. Bitte, haben Sie Verständnis dafür, dass darin einige Passagen – dem

Gegenstand angemessen – etwas abstrakter geschrieben sind. Im Übrigen sind die mit einem Pfeil (→) versehenen und kursiv gedruckten Begriffe im Glossar auf Seite 207 erläutert.

Eine Äußerung der australischen Aborigines über den Traum hat mich immer beeindruckt: „Ein Traum ist der *Schatten* von etwas Wirklichem“. Ich will diese mystische Ahnung ergänzen. Der Traum ist auch *Licht* von etwas Wirklichem, das uns einen anderen Blick auf unser vergangenes und jetziges Leben ermöglicht und auf das unserer Beziehungspersonen. Die amerikanische Traumforscherin Rosalind D. Cartwright hat gemeint, dass Träumen nach bisherigem Stand der Forschung eine Art „Reparaturwerkstätte zur Wiederherstellung unseres Selbstwertgefühls und des Bezugs zur Wirklichkeit“ sei. In diese Traumwerkstatt möchte ich Sie im Folgenden einladen.

Beim Schreiben dieses Buches haben mir einige Personen geholfen, denen ich an dieser Stelle von Herzen danken will: Christina Burkhardt, Hilke Ganzert, meine Tochter Stefanie Kunze sowie Lena Neuburger.

Mundelsheim, im Sommer 2015 *Hans Hopf*

Kapitel I

Was die Träume der Kinder in den ersten sechs Lebensjahren gemeinsam haben

Mit seinen Träumen erzählt uns das Kind von den kleineren und größeren Konflikten, die es zu bewältigen hat. Zum Teil sind diese Traumerzählungen auf Anhieb verständlich, manchmal sind sie „verschlüsselt". Aber auch dann sind die in ihnen enthaltenen Nachrichten mit einiger Kenntnis der Hauptursachen kindlicher Konflikte und mit ein wenig Einfühlungsvermögen zu verstehen. In den folgenden Kapiteln verdeutliche ich an zahlreichen Beispielen, wie das geht.

Die Traumgeschichten kann nur verstehen, wer den „Hintergrund" der jeweiligen Lebensgeschichte ein wenig kennt. Die Lebensgeschichten von Kindern in unserem Kulturkreis haben viele gemeinsame Nenner. So ist es kein Wunder, dass sich in den Träumen der meisten Kinder während bestimmter Entwicklungsphasen ganz typische Probleme zeigen. Davon wird in den einzelnen Traumgeschichten in verschiedenen Variationen die Rede sein. Es schärft den Blick, die wichtigsten Probleme und Konflikte, die in den Träumen der ersten sechs Lebensjahre eine Rolle spielen, einmal im Überblick zu sehen. Die Träume der Kinder entwickeln sich gemäß den kognitiven Veränderungen des Wachlebens. Entscheidend wirken dabei auch die Entwicklung der Symbolisierungsfähigkeit sowie die Entfaltung der

Sprache, die Träume werden länger, auch rätselhafter. Ein kleiner Geschlechtsunterschied bildet sich bereits jetzt ab: Die Träume der Mädchen sind länger. Die durchschnittliche Wortzahl der Traumberichte von fünf- bis siebenjährigen Jungen betrug 25, die der Mädchen 50.

1. Krabbeln – erste Phase des Selbständig Werdens

Von jedem Kind werden von Anfang an Weiterentwicklung und Verselbstständigung erwartet. Dieser Prozess beginnt etwa, wenn das Kind vom Schoß der Mutter herunterkrabbelt und die nähere Umwelt zu erkunden sucht. Es kehrt immer wieder zur Mutter zurück, um durch Körperkontakt Mut und Kraft für neue „Exkursionen" aufzutanken. Denn von Anfang an lösen solche nach vorwärts gerichteten Energien auch Ängste aus, und das Kind klammert sich wieder an die Mutter an. Bewegt sich das Kind von der Mutter weg, so behält es mit ihr weiterhin Blick- und Hörkontakt, und je besser der funktioniert, umso weiter kann sich das Kind entfernen. Umgekehrt löst solches Streben der Kinder nach Selbstständigkeit oft in Müttern die Angst aus, etwas zu verlieren, und mobilisiert den Wunsch, das Kind festzuhalten.

2. Gehen können – zwischen Allmachtsphantasien und Hilflosigkeit

Erlernt das Kind schließlich das aufrechte Gehen, so erlebt es das wohl so, als könne es jetzt die Welt regelrecht beherrschen. Eine Periode des Überschwangs und der Selbstüberschätzung setzt ein: zum einen, weil das Kind stolz darüber ist, so viele neue eindrucksvolle Fähigkeiten erworben zu haben, zum anderen, weil es sich aus dem Umschlungen sein von der Mutter befreit glaubt. Dieser Überschwang und die Selbsttäuschung halten nicht lange an. Etwa um die Mitte des zweiten Lebensjahres machen sich wieder Trennungs- und Verlustängste bemerkbar. Das Kind erfährt sich nun zum ersten Mal als völlig losgelöst von der Mutter, es erfährt, wie die Psychoanalytikerin Margaret Mahler sagt, seine „psychische Geburt". Aber die Erkenntnis führt das Kind auch zu einer realistischen Einschätzung seiner Lage: Es erkennt, dass es nur ein hilfloses kleines Wesen ist in einer unendlich großen und gefährlichen Welt. Die Phantasien von der eigenen Allmacht schrumpfen ebenso, wie auch der Glaube geringer wird, die Eltern seien allmächtig. Dies führt zu einer Krise, die sich in Aktivität und Rastlosigkeit, aber auch in Wutanfällen ausdrücken kann: Das Kind stößt die Mutter von sich, weil es unabhängig sein will, und hängt doch wenig später wieder an ihrem Rockzipfel.

3. Der Vater

Anfänglich übt der Vater beinahe die gleiche Funktion aus wie die Mutter, seine frühe Beziehung zum Kind ist durch Nähe und Zärtlichkeit gekennzeichnet. Ab dem zweiten Lebensjahr wird der Vater zunehmend anders wahrgenommen. Durch sein bewegungsfreudiges Spielverhalten wird er als „Dritter" erkennbar, das Beziehungsdreieck wird vom Kind immer bewusster wahrgenommen. Jungen lernen durch den Vater, Affekte besser zu beherrschen sowie Aggressionen für positive Ziele einzusetzen. Der liebende Blick des Vaters, seine andere Körperlichkeit, lassen die Tochter zur Begehrten aber auch zur Begehrenden werden. Der ideale Vater ist ein liebevoller Versorger und aufmerksamer, auch grenzsetzender Beschützer.

4. Zwischen Festhalten und Anklammern

In den ersten sechs Lebensjahren gibt es sehr viele Konflikte zwischen vorwärtsgerichteten Kräften und dem Wunsch, wieder in längst überwundene Entwicklungszustände zurückzufallen. Sowohl Michaels Traumgeschichte (S. 23) als auch Steffis Wunschtraum (S. 54) zeigen uns ein wenig von den Konflikten zwischen Festhalten und Anklammern auf der einen Seite und Loslösen und Verselbstständigen auf der anderen Seite.

Dieser Prozess bildet aber auch den zentralen Hintergrund für das kindliche Trotzen. Auf Größenphantasien folgt die Wahrnehmung, klein und abhängig zu sein. Dies kann heftige Wut nach sich ziehen, und das Kind greift jene Person an, von der es sich abhängig erlebt. Und das nicht nur, wenn es von den Eltern real eingeengt wird. Melanies Traum vom Rumpelstilzchen (S. 64) und Ulis Adlertraum (S. 59) sind Beispiele dafür.

5. Sexualität

Kinder empfinden von der Geburt an auch sexuell. Davon werde ich an Ort und Stelle ausführlicher berichten (S. 42). Sexualität ist für keinen Menschen ein neutrales Thema. Es ruft bei allen Menschen starke Reaktionen unterschiedlicher Art hervor – Neugier, Faszination oder auch Angst und Ekel. Bis zum vierten Lebensjahr entdecken die Kinder die Geschlechtsunterschiede und üben sich im Nachahmen der Erwachsenen. Die Kinder entdecken die Lust, die vom Berühren und Streicheln der eigenen Genitalien ausgeht, und Ängste vor Strafe werden mobilisiert. Erotische Wünsche des Kindes im Widerstreit mit einer ablehnenden Umwelt und mit innerseelischen Verboten können wir darum in vielen Träumen von Kindern erkennen. Christian und Melanies Träume zeigen etwas von diesem Prozess (S. 35). Zwischen drei und fünf Jahren beginnen Kinder das gegengeschlechtliche Elternteil zu begehren. Nach fast 50 Jahren Arbeit mit Kindern als Pädagoge und Psychotherapeut stelle ich entschieden fest, dass diese sogenannte ödipale Phase des Kindes den zentralen Konflikt für die seelische Entwicklung jedes Menschen darstellt. Alle Fragen zur frühen Entwicklung von Kindern habe ich versucht, ausführlich in meinem Buch „Die Psychoanalyse des Jungen" (2015) zu beantworten.

6. Familienthemen im Traum

Von Beginn an spielen selbstverständlich ganz individuelle Familienkonflikte eine wichtige Rolle. Die Geburt eines Geschwisters mobilisiert immer Ängste vor Liebesverlust und führt später zu heftigen Rivalitäten. Oft träumen Kinder ängstigende Situationen, Igel oder Schlangen liegen im Bett. Die Kinder lenken so die Aufmerksamkeit der Eltern auf sich und landen wunschgemäß in deren Bett. Ein Beispiel dafür ist Lenas Tigertraum (S. 19).

Ängste vor dem Verlassen werden können selbstverständlich noch stärker mobilisiert werden, wenn äußere Bedrohungen hinzukommen, etwa bei Krisen zwischen Vater und Mutter oder bei anstehender Trennung. Überhaupt sind Konflikte der Kinder mit Mutter und Vater wesentlicher Bestandteil der Träume in den ersten Lebensjahren.

Manchmal werden Kinder von ihren Eltern als Partner gebraucht, wie es etwa Eva mit dem Fasstier demonstriert (S. 47). Eltern müssen immer auch eine disziplinierende Rolle spielen, sie müssen die Kinder in ihren Bedürfnissen einschränken und werden auf diese Weise immer auch als negativ erlebt. Einschränkungen spielen noch eine größere Rolle, wenn die Kinder in den Kindergarten gehen und sich unterordnen müssen: Auseinandersetzungen mit Gleichaltrigen und Rivalisieren liefern dann regelmäßig Themen für oft dramatische Träume.

Ein Kindertraum kann von all den genannten Konfliktthemen in der Regel etwas enthalten. Zumeist ist dies tatsächlich so. Häufig wird jedoch ein vorherrschendes, zentrales Thema zu erkennen sein. Es geht dann für uns darum aufzuspüren, welcher zentrale Konflikt den Träumer beschäftigt hat.

Kapitel II

Die Träume der Zwei- bis Dreijährigen

Lena hat jetzt eine Schwester

Traumgeschichten und aktueller Hintergrund

Die folgenden Träume hatte das Mädchen Lena im Alter zwischen zwei Jahren und sechs Monaten und drei Jahren und sieben Monaten. Lena ist unsere jüngste Träumerin.

Die frühesten Traumberichte stammen von etwa zweijährigen Kindern, denn wir sind ja auf die Sprache angewiesen: Genaugenommen kennt kein Mensch die Träume eines anderen, sondern lediglich die eigenen, und die auch nur bruchstückhaft aus der Erinnerung; wir erfahren also von anderen immer nur Geschichten von Traumbildern. Insofern sind solche frühen Beispiele von Kinderträumen, wie die von Lena, regelrechte Kostbarkeiten.

Das wichtigste äußere Ereignis in Lenas kurzem Leben war sicherlich die Geburt der Schwester Laura, als Lena zwei Jahre und fünf Monate alt war, einen Monat vor dem ersten Traumbericht.

Im Folgenden also die Traumprotokolle mit den entsprechenden Hintergrundinformationen, so wie sie mir Lenas Mutter zu Verfügung gestellt hat.

August. Lena weint nachts: „Mami, ein Tiger. Da steht ein Tiger …“ Ich beruhige sie. „Der Tiger hat sacht, ich soll in Mamas Bett.“ Sie träumt oft von Tigern, die sie in die Nase beißen wollen, aber nach ein paar Wochen wird es für uns ein Spiel, sie hat keine Angst mehr, schläft aber oft in meinem Bett.

Oktober. Ihre Schwester ist drei Monate alt. „Der ‚Ilal' singt: Meine Mutter is' noch in meinem Bauch."

Februar. „Ich hab was Komisches geträumt. Das Sandmännchen ist gekommen und hat mir ein Jungenauge bracht, hm."

Februar. Vor dem Einschlafen, sie hat vielleicht ihr Herz klopfen hören: „Ich habe den Nikolaus in mir drin, der klopft immer auf den Tisch: bum, bum, bum. Und packt seine Tasche aus, so im Traum. Und der hat eine Lena in sich drin und eine Mama und eine Laura."

Mai. Seit März geht sie in den Kindergarten, die Namen beziehen sich auf den Erzieher und die Erzieherin: „Da war ein Männergesicht über meinem Bett. Und die Heike, die hat Kinder gehauen." Sie lacht dabei. „Aber wir haben zurückgehauen." Und in der Nacht darauf: „Mama, da war der Ralf. Ich hab innen drin sein Herz gesehen, das war ganz schwarz."

September. „Da war auf einmal ein Jungenauge." Erstaunt zeigt sie auf die Stirn. „Noch ein Auge, Mama. Das geht doch nicht. Kann man denn drei Augen haben? Und auf dem Bauch und überall?"

Wie Lenas Mutter damit umging

Lenas Mutter tat das Wichtigste, was erst einmal getan werden kann. Sie achtete auf alle äußeren Ereignisse, gleichmäßig auf alle sprachlichen Mitteilungen, somit auch auf die Träume des Mädchens. Und sie nahm die Träume des Mädchens ernst, nahm sie in sich auf, sprach mit Lena über ihre Inhalte und protokollierte sie. Ohne dass irgendetwas über Träume und Theorien bekannt sein musste, erhielt die Mutter so wichtige Informationen über Lenas Befinden, ihre Wahrnehmung der Welt und ihre ersten Befürchtungen. So konnte die Mutter das Mädchen, das ja ganz offensichtlich darunter litt, die Mutter jetzt mit einer Schwester teilen zu müssen, immer besser verstehen.

Lenas Mutter schrieb mir: „Die Träume sind alle recht kurz. Dies liegt vielleicht daran, dass sie sprachlich noch nicht in der Lage ist, längere Geschichten zu erzählen. Ich habe auch aufgeschrieben, was sie gleich nach dem Aufwachen erzählte, weil ich vermeiden wollte, dass sich Geträumtes und Phantasiertes miteinander vermischen."

Psychologischer Hintergrund

Nur über Berichten von Traumerinnerungen können wir an den Träumen von Kindern teilhaben. Darum kann über Träume vor dem Spracherwerb nur spekuliert werden. Erste Traumerzählungen von Kindern stammen in der Regel aus dem zweiten Lebensjahr.

Lenas Träume sind schöne Beispiele für Träume aus der ersten Zeit nach dem Spracherwerb. Kurz, klar und vor allem wenig entstellt berichten sie uns von den ersten Problemen und Konflikten mit der Familie und dem näheren Umfeld.

In Lenas Alter werden vom Kind Selbstständigkeit und Loslösung verlangt, aber das macht auch Angst und seelischen Schmerz; darum muss sich das Kind immer wieder seiner Mutter versichern und will ins warme Nest flüchten. Bei Lena kommt hinzu, dass sie ja jetzt die Liebe der

Mutter mit einer Schwester teilen muss, die, weil sie noch sehr hilflos und abhängig ist, die Mutter außerordentlich beansprucht.

So treibt sie der Tiger immer wieder ins Bett der Mutter. Und auch als die Tiger sie nicht mehr in die Nase beißen wollen, schläft Lena erst einmal weiter in Mutters Bett – der Tiger hatte seine Schuldigkeit getan und konnte gehen.

Wie sehr Lena sich mit Schwangerschaft und Geburt auseinandersetzte, zeigt das Traumbild von der Mutter in ihrem Bauch, also eine dramatische Umkehrung der Wirklichkeit. Sie erfüllt sich damit den Wunsch, die Mutter noch ganz für sich zu besitzen! Diese Wunschvorstellungen tauchen auch im Nikolaustraum auf.

Das Sandmännchen ist ein →*Tagesrest**, wie er häufig in diesem Alter vorkommt: Erfahrungsgemäß erleben ihn die Kinder als einen kleinen Wunscherfüller. Und das Sandmännchen bringt Lena ein „Jungenauge". Lena setzt sich wahrscheinlich erstmalig damit auseinander, dass es Mädchen und Jungen gibt. Ob sie vielleicht auch daran denkt, dass sie als Junge die kleine Schwester Laura übertrumpfen könnte? Im letzten Traum wird ihr allerdings klar, dass noch ein Auge, ein Jungenauge, zu viel wäre.

Durch den Eintritt in den Kindergarten hat es offensichtlich wieder einen Schub nach vorne gegeben. Lena hat die Erzieherin, welche die Kinder gehauen hat, ebenfalls geschlagen.

Sie hat an Selbstbewusstsein und Selbstständigkeit gewonnen und setzt sich zur Wehr.

* Mit einem Pfeil versehene und kursiv gedruckte Wörter werden im Glossar auf S. 207 dargestellt.

Lenas Mutter ist mit den Träumen ihrer kleinen Tochter so umgegangen, wie es immer möglich ist: Sie hat sie sich erzählen und hat sie auf sich wirken lassen. Sie hat die Hintergründe und Tagesreste berücksichtigt, und sie hat vor allem darauf geachtet, wie Lena die Träume erzählte. Das ist bei Traumerzählungen von Kindern sehr wichtig, weil es zusätzliche Informationen enthält. Zögert das Kind? Ist die Stille leise? Spricht es atemlos? Gestikuliert es? Verspricht es sich? Gebraucht es bestimmte Wendungen? All dies kann helfen, es besser zu verstehen.

Lenas →*Traumserie* war eine kleine Einführung, wie Eltern mit den Träumen ihrer Kinder umgehen können, und dieser erste Ansatz soll von Kapitel zu Kapitel erweitert werden. Die nun folgende Traumgeschichte von Michael, in welcher der persönliche Hintergrund ausführlich dargestellt wird, soll zeigen, wie ein Traum regelrecht als Verständigungsmittel gebraucht wird.

Michael will größer werden und hat Angst davor
Traumgeschichte und aktueller Hintergrund

Michael ist drei Jahre und zwei Monate alt – ein Kind wie viele andere: braune Haare, große, dunkelbraune Augen, ein rundliches Gesichtchen, eine stämmige Gestalt. Meist wirkt er ernst, nachdenklich, versonnen; er hat eine Schwester, Stefanie, zwei Jahre älter als er, und sechs Wochen zuvor ist ein Brüderchen angekommen.

Die Zeit der Schwangerschaft seiner Mutter mit dem kleinen Bruder Florian war für Michael schlimm. Er klammerte sich intensiv an die Mama, wich keinen Moment von ihrer Seite, und man spürte seine Angst, allein gelassen zu werden. Diese Angst stand in auffälligem Widerspruch zu seinem aggressiven und widerborstigen Verhalten gegen alle Familienmitglieder, insbesondere auch gegen die Mutter.

Jedoch schon bei geringem Tadel, bei kleinsten Kränkungen schlug diese vermeintliche „Streitlust“ um in Äußerungen von tiefem Schmerz mit Weinen und Schreien.

Gleichzeitig entwickelte Michael eine panische Angst vor Hexen: Aus seinem Schlafzimmer mussten alle Bilder, die Hexen darstellen, alle Kasperpuppen, alle Bücher mit Hexen abends entfernt werden. Immer wieder wollte er versichert haben, dass wirklich keine Hexen mehr da sind. Und jede Nacht rief er trotzdem nach der Mama, die ihn dann mit ins Bett nahm, wo er schließlich einschlief.

Die Eltern sorgten sich, Wie sollte es werden, wenn die Mutter zur Entbindung ins Krankenhaus ging? Ein Vorfall illustriert die zu erwartenden Schwierigkeiten: Michael spielt mit der Schwester Stefanie in der Küche, und plötzlich ist die Mama nicht mehr zu sehen. Er wird unruhig und beginnt sie zu suchen. Da sagt die fünfjährige Stefanie mutwillig und in der Absicht, ihn zu ärgern: „Die Mama ist schon im Krankenhaus!“ In panikartiger Flucht verlässt Michael laut schreiend die Küche. Zwar nimmt ihn die Mama, die nur im Nebenzimmer war, gleich auf den Arm, doch sein Schreien ist nicht zu stillen. Obwohl es erst vier Uhr nachmittags ist, will Michael unbedingt seinen Schlafanzug tragen, für ihn das äußere Zeichen der nächtlichen Gemeinsamkeit und Verbundenheit mit der Mutter.

Michaels Ängste und sein daraus rührendes scheinbar trotziges Verhalten steigern sich, je näher der Geburtstermin rückte. Der Vater des Jungen beabsichtigte, während der Abwesenheit der Mutter die häuslichen Geschäfte zu übernehmen und auch die Kinder zu versorgen. Wie würde Michael das akzeptieren? Erstaunliches geschah: Nachdem die Mutter mit Wehen ins Krankenhaus gegangen war, schien sie für Michael plötzlich vergessen zu sein. Mit der gleichen Energie, mit der er sich zuvor an sie geklammert hatte, klammerte er sich jetzt an den Vater. Michael trank seine Milch aus dem gleichen Krug wie der Vater sein Bier. Er wollte jeden Morgen das gleiche Hemd wie dieser anziehen, und er ahmte den Vater in einer Weise nach, dass es schon grotesk wirkte. Als die Mutter mit dem Säugling wieder da war, schien sie für Michael nicht mehr zu existieren. Das Baby und sie wurden tagsüber völlig ignoriert – nachts wollte Michael allerdings wieder zu ihr ins Bett. Tagsüber dagegen schloss er sich ganz an den Vater und redete diesen ab und zu sogar mit „Mama" an.

Gestern war die erste Ausfahrt des Babys, und die ganze Familie ging zu einer nahe gelegenen Wiese, um dort Schafe zu füttern und zu streicheln. Michael war ganz außer sich vor Freude. Erst nach der vielfachen Versicherung, dass man bald wieder herkommen werde, ist er unter Tränen bereit, mit nach Hause zu gehen. Am nächsten Tag erzählt Michael dem Vater folgenden Traum: „Einmal habe ich geschlafen. Dann ist ein Schäfle gekommen. Hab ich gestreichelt. Und dann hab ich ihm Fressen gegeben. Und dann bin ich schnell zur Mama gegangen mit dem Schäfle. Und dann hat die Mama gesagt, wo ist denn das Schäfle her, und dann hab ich gesagt, von der Weide."

Wie der Vater mit dem Traum umging

Zunächst einmal sind die Umstände, unter denen Michael seinen Traum erzählte, eindrucksvoll: Stefanie wollte unbedingt dem Vater etwas erzählen, während die Mutter mit dem Baby beschäftigt war, und wollte auch unbedingt mit ihm alleine sein. Das ließ Michael aber nicht zu. Er ließ sich nicht abweisen, trotz nervendem Brüllen der Schwester wollte er unbedingt mit dabei sein, und so nahm der Vater halt beide Kinder zu sich. Und als Stefanie dem Vater von ihrem Kindergartenerlebnis berichtet hatte, erzählte Michael – eher beiläufig – von seinem Traum.

Michaels Vater lässt den Traum auf sich wirken, vor allem als er später alleine ist. Insbesondere in die Stimmung, in die Atmosphäre des kleinen Traums versucht er sich einzufühlen.

Und schon da fühlt er viel Sanftes, gleichzeitig aber auch Trotz und Widersetzlichkeit.

Nicht ohne Grund hat Michael ihm ja den Traum erzählt, ist die Beziehung zu ihm ja sehr eng und nicht so belastet wie zur Mutter.

Und eingekleidet in die Traumgeschichte, konnte Michael seine Ängste und Wünsche überhaupt erst mitteilen, wahrscheinlich hätte er es auf andere Weise noch nicht gekonnt. Andererseits kommt aber nicht der Vater, sondern die Mutter im Traum vor. Der Vater versteht auf einmal, dass er Mittelsmann sein soll. Er soll der Mutter die brisanten Inhalte überbringen. Und so erzählt er ihr den Traum, und gemeinsam denken die Eltern über ihn nach.

Psychologischer Hintergrund

Es fällt als erstes auf, dass der Traum des dreijährigen Michael gleichsam eine Verlängerung des Tageserlebnisses liefert. So etwas kommt in Träumen häufiger vor, bei Kindern, die stärker zu beeindrucken sind, noch häufiger als bei Erwachsenen. Wir reden in diesem Zusammenhang – wie bereits bei den Träumen von Lena erwähnt – von →*Tagesresten*.

Obendrein setzt Michaels Traum das fort, was der kleine Junge gerne noch weiter tun wollte, nämlich die Schafe füttern und streicheln. Der Traum hat ihm damit seinen heftigen Wunsch vom Vortag erfüllt.

Auch dies kommt oft in Träumen vor, wie auch viele Träume von Erwachsenen zeigen: Unerledigte und unerfüllte Wünsche des Vortages werden befriedigt. Denn diese unerfüllten Wünsche wollen manchmal den Schlaf stören: Indem der Traum den Wunsch erfüllt, wird Michaels Erwachen verhindert, somit sein Schlaf gehütet.

Mit seinem Traum kann Michael dem aufmerksamen Hörer aber noch mehr und ganz anderes sagen, als dass er nur länger bei den Schafen auf der Weide hätte bleiben wollen. Dieses „Mehr" aber können wir dem Traum nur entnehmen, wenn wir die Traumgeschichte mit Michaels Lebensgeschichte und seinen Sorgen und Nöten verknüpfen.

Dann können wir erkennen, dass der Traum mehr als nur eine Fortsetzung der Vortagserlebnisse enthält: Michael bringt das Schäfchen im Traum zur Mama und nicht zum Vater, der für ihn ja tagsüber nun die Bezugsperson ist. Und auf die Frage seiner Mutter, wo das Schäfle her ist, kann ihr der Kleine triumphierend entgegenhalten: „Von der

Weide!" Er, der die Mama kürzlich noch so nötig hatte, dokumentiert damit, dass er sich jetzt Wünsche auch gegen ihren Willen erfüllen kann. Schließlich musste er am Vortag mit dem Streicheln aufhören, weil sie es wollte. Gegen ihren Willen hat er sich im Traum das Schäfchen geholt und streichelt und füttert es jetzt ganz nach seinem Wunsch und solange er es möchte. Michael zeigt damit, dass er sich von der Mutter lösen möchte. Einen Teil der Trauer um ihren „Verlust", um die Tatsache, dass sie jetzt in erster Linie für den jüngeren Bruder da ist, hat er schon verarbeitet. Aber vielleicht enthält der Traum noch anderes.

Michael erzählt ja nicht von einem Schaf, wie er es am Tag zuvor gestreichelt hat, sondern (als kleiner Schwabe) von einem „Schäfle", also einem Babyschaf. Mit Vergnügen hat Michael immer die Fernsehwerbung gesehen, in der ein gezeichnetes Schäfchen für „streichelweiche" Wolle geworben hat. Und das „Schäfle" ist offenbar für ihn ein Bild eines liebe- und zärtlichkeitsbedürftigen kleinen Wesens geworden, das Hautkontakt braucht, das sich an einen kuschelt, das gefüttert und gestreichelt werden will – so, wie es jetzt das kleine Brüderchen bei der Mama tut und ihn damit verdrängt hat.

Im Traum geht Michael schnell zur Mama, so, wie er es ja fast jede Nacht in der Wirklichkeit tut. Und zeigt er nicht jede Nacht aufs Neue, dass er, der kleine Michael, es immer noch dringend braucht, von der Mama in den Arm genommen zu werden? Bezeichnenderweise hat Michael den Traum seinem Vater erzählt, dem er unbefangener gegenübersteht, weil die Beziehung zu ihm im Augenblick nicht so konfliktbeladen ist wie die zur Mutter.

Die Eltern wissen nach dem Traum, dass Michael jetzt beginnt, sich von der Mutter zu lösen, eine Verselbständigung, die von ihnen auch gefördert werden soll. Doch der Traum unterstreicht dadurch, dass Michael zur Mutter geht, auch, dass er die Mutter noch sehr nötig hat, etwas, was aus seinen nächtlichen Mutterbesuchen ja schon ohnehin zu ersehen war. Die Verselbständigung von Michael, die er im Traum andeutet, ist ein Schritt vorwärts in einen neuen Lebensabschnitt. Und ein solcher Schritt ist immer auch mit der Angst verbunden, dass er den völligen Verlust des geliebten →*Objektes* „Mutter" bedeuten könnte. Zu dieser Angst gehört darum der Wunsch, wieder von der Mutter gestreichelt und gefüttert zu werden, wie der kleine neugeborene Rivale. Und dieser Wunsch will respektiert werden. Denn erst, wenn alle kleinkindlichen Bedürfnisse gestillt sind, kann die Ablösung vorangehen.

Wie der Traum von Michael das Bewusstsein der Eltern und ihr Verhalten veränderte

Doch noch ist es nicht soweit. Am nächsten Morgen beim Frühstück sagt Michael dem Vater ganz leise, dass er heute Nacht wieder geträumt habe und wieder von Schafen und flüsterte ihm dann ins Ohr: „ Einmal war ich auf der Weide und habe Schafe gestreichelt. Dann ist die Mama mit dem Auto weggefahren, und ich war ganz allein. Da hab ich geweint." Wenn Schafe streicheln (gegen den Willen der Mutter) heißt, einen eigenen Willen haben und durchsetzen, dann bedeutet dieser Traum den Ausdruck der Angst: Wenn ich meinen eigenen Willen durchsetze, dann verstößt mich meine Mutter.

Deutlicher kann Michael seine Ängste, die Mama zu verlieren, seine widerstreitenden Gefühle nach Loslösung und Anklammerung nicht mitteilen. Die beiden Traumerzählungen des Jungen haben das Bewusstsein der Eltern und ihr Verhalten zu ihm entscheidend verändert. Aber kann die Loslösung überhaupt gefördert werden, wenn gleichzeitig noch kleinkindliche Bedürfnisse und Trennungsängste deutlich vorhanden sind? Ja, indem die Eltern nochmal auf diese Bedürfnisse eingehen.

Tatsächlich fängt Michael auf einmal an, es zu genießen, noch mal ein Baby sein zu dürfen, ohne deshalb von den Eltern ausgelacht oder gar abgelehnt zu werden. Die Mama muss ihm an einen Schnuller eine Schnur machen, und voll Stolz trägt er ihn tagsüber griffbereit mit sich. Nachts umschlingt er seinen Teddy mit der linken Hand und nuckelt an seiner Milchflasche, die er in seiner rechten Hand hält, bis er einschläft. Trotzdem kommt er nachts manchmal zur Mama ins Bett, und er darf das, auch wenn er dadurch die elterliche Gemeinschaft unbewusst oder auch ganz bewusst empfindlich stört. Manchmal will er tagsüber von Mama oder Papa auf den Arm genommen werden, er legt dann seinen Kopf auf die Schulter und möchte nur gehalten werden. Und ganz deutlich tut er seinen wiedererworbenen Babystatus damit kund, dass er nachts hin und wieder einnässt. Die Eltern haben dies auf Grund der Träume mehr oder weniger erwartet. Die häusliche Atmosphäre ist ganz so, dass der Junge sich sein wohliges Zurückfallen ohne irgendwelche Missbilligung gestatten kann: um Atem zu holen und neuen Anlauf zu nehmen.

Nach einigen Wochen ändert sich das Verhalten von Michael wieder gründlich. Auf einem Spielplatz klettert er an einem Gerüst hoch, offensichtlich ganz ohne Angst. Den Eltern bleibt fast das Herz stehen, und die Mutter will ihn gerade rufen, er solle wieder herunter kommen, weil das ja noch viel zu gefährlich für ihn sei, als sie merkt, wie sehr sie auch Michael noch behüten möchte und nicht freigeben will. So lässt sie ihn, auch wenn ihr die Kehle trocken wird, klettern und lobt den stolzen Michael, als er wieder unten ist. Dies Verhalten des Jungen verstärkt sich zusehends in den nächsten Wochen: Michael fährt wie ein Wilder mit seinem Kettcar. Er möchte allein zum Einkaufen gehen, obwohl er eine ganze Straße entlanglaufen muss. Ab und zu besteht er darauf, schon mal länger aufbleiben zu dürfen, verweigert das Mittagessen, und sein Selbstbewusstsein wächst von Tag zu Tag.

Inzwischen schläft Michael wieder die ganze Nacht in seinem Bett, er braucht keinen Schnuller mehr und nässt auch nicht mehr ein. Nur seinen Teddy hält er abends noch ganz fest, und zum Einschlafen will er weiterhin an seiner Milchflasche nuckeln.

Träume erzählen von Konflikten, und sie helfen uns verstehen

Vielleicht ist es mir mit den Träumen von Lena und Michael fürs erste gelungen, deutlich zu machen, dass die Volksweisheit „Träume sind Schäume“ alles andere als eine Weisheit ist, dass vielmehr die Traumbilder eine Hilfe sein können, die Probleme und Konflikte, die Wünsche und Ängste von Kindern (ebenso wie die der Erwachsenen) zu verstehen. Im Fall von Michael habe ich die Geschichte ausführlich erzählt, die zu den Träumen gehört und ohne die die Träume nicht verstanden werden können. Wer sich von seinen Kindern Träume erzählen lässt, der wird in der Regel die dazugehörigen Probleme, die Geschichten, kennen. Denn die Themen der Träume haben in der Regel mit sehr zentralen Fragen der Entwicklung zu tun, wie in diesem Buch noch an vielen Träumen gezeigt wird. In der Regel meldet uns der Träumende mit seinen Traumgeschichten Konflikte, die in seinem Leben aufgetaucht sind, an denen er arbeitet, mit denen er nicht ohne weiteres fertig werden wird.

Bei Michael war es der Konflikt, „groß“ sein zu wollen und sich von der Mutter lösen zu wollen, aber davor zugleich Angst zu haben und sich in den Status des Kleinkindes zurückflüchten zu wollen („Ich will groß sein, aber die Liebe meiner Eltern nicht verlieren“).

Mit seinen Träumen zeigte Michael diesen Konflikt den Eltern, und diese verstanden, dass beide Wünsche ernst genommen werden wollten. Indem sie den „Rückfall“ in die Kleinkindlichkeit voll akzeptierten und Michaels Wünsche in diese Richtung annahmen und erfüllten, konnte der Junge die Sicherheit gewinnen, die er brauchte, um den ebenfalls erträumten Schritt in die weite Welt zu tun.

Nicht immer werden wir den Traum unseres Kindes so deutlich verstehen. Gerade dann sollte uns die Traumerzählung hellhörig aufmerksam machen, auch in anderen Äußerungen nach Hinweisen auf uns noch verborgene Konflikte und Probleme des Kindes zu horchen. In den

Traumgeschichten von Lena und Michael sind wir auch schon auf einige typische Merkmale von Träumen gestoßen. Mit dem Begriff „Tagesrest“ haben wir schon darauf aufmerksam gemacht, dass der Traum in der Regel Elemente enthält, welche vom Tagesleben herrühren, gleichsam als Anknüpfungspunkt für seine Geschichte.

Das kann etwas ganz Banales, etwas Nebensächliches sein: eine Stimmung, eine Farbe, ein nicht zu Ende gedachter Satz. Bei Michael war es beispielsweise die Situation des Schafe-Streichelns, die als Tagesrest in den Traum eingegangen ist.

Der Traum kann auch Wächter des Schlafes sein. Der Wunsch nach Streicheln des Schäfchens, den Michael gestern so massiv unterdrücken musste und der deshalb wieder aufgetaucht ist, droht den Schlaf zu stören.

Als ein zweites Merkmal solcher Träume haben wir gesehen, dass sie manchmal der Wunscherfüllung dienen können. Und das kann vordergründig ganz aktuell auf den vergangenen Tag bezogen sein.

Zugleich können aber in diesen Wünschen weiterreichende Bedürfnisse in irgendeiner Weise enthalten sein. Bei Michael hatte dieser Wunsch auch noch die Bedeutung, dass er sich gegen den Willen der Mutter richtet und Loslösungsbedürfnisse bei dem Jungen signalisiert.

Der Traum in seiner möglichen Funktion als Wächter der Schlafes erfüllt Michael zum Beispiel den Wunsch nach Streicheln des Schäfchens, den er gestern so massiv unterdrücken musste und der deshalb wieder aufgetaucht ist und den Schlaf zu stören droht. Dieser konkrete Wunsch hat aber eben auch die Bedeutung, dass er sich gegen den

Willen der Mutter richtet und Loslösungsbedürfnisse bei dem Jungen signalisiert.

Eine psychologische Variante des Wunscherfüllungstraumes ist der Angsttraum: Das wird sehr schön an Michaels zweitem Traum deutlich. Er ist wieder auf der Weide, erfüllt sich also den Wunsch, bei den Schafen zu sein, aber diese Wunscherfüllung zieht die Angst nach sich, die Mutter könnte dies missbilligen und ihn darauf verlassen: Die Traumgeschichte lässt die Mutter im Auto davonfahren. Michael muss weinen. Wenn man Entwicklung als eine Folge von Lösungsschritten der Kinder von ihren Eltern versteht, wenn man akzeptiert, dass diese Lösung immer auch schmerzhaft ist und Angst auslöst, dann ist es verständlich und normal, wenn viele Kinderträume Angstträume sind.

Die bisher besprochenen Träume sind einfach und unterscheiden sich sehr von den oft „wirren" und langen Geschichten, die Erwachsene träumen. An Michaels Situation des Schäfle-Streichelns, die er geträumt hat, können wir erkennen, dass Kinderträume dennoch nicht „simpel" sind. Das Schäfle enthält die Vorstellungen (→*Assoziationen*) an klein und weich und zärtlichkeitsbedürftig, andererseits auf Grund der Situation des mütterlichen Verbotes die Erinnerung an das Bedürfnis, es dennoch zu tun, also „selbst" etwas zu machen, worin zugleich die Angst vor dem Verlassen werden aufbewahrt ist. So ist in diesem kleinen Traumbild stark verdichtet viel enthalten; viele Elemente, die etwas Gemeinsames haben, sind zu einem einzigen Traumbild addiert.

Die Träume von Lena und Michael zeigen auch: Sie sind zu verstehen, wenn die Informationen aus der Lebensgeschichte des Träumers, auf die der Traum sich bezieht, dem Zuhörer bekannt sind. In der Regel wird der Traum auf verschiedenen Ebenen zu verstehen sein. Einmal verweist er – wie schon gesagt – auf unerfüllt gebliebene Bedürfnisse aus dem Tagleben, ist also aktuell und konkret zu verstehen: So konnten die Eltern von Michael an dem Traum mit dem Schäfle erkennen, dass sie mit ihrem Verbot sehr starke Wünsche Michaels unterdrückt hatten. Zum anderen ist der Traum auf einer allgemeineren Ebene zu entziffern, bei Michael etwa sind es seine Wünsche nach „Selbstwerdung“ und der Angst davor. Seine wichtigste Funktion kann jedoch bei Kindern sein: Sie teilen ihren Eltern etwas mit, was sie mit anderen Mitteln nicht könnten.

Kinderträume können also, wenn sie verstanden werden, Auskunft über den derzeitigen Gefühlszustand des Kindes geben und Lösungsversuche für bestehende Konflikte anbieten.

Von Riesen und Räubern, Krokodilen und Schlangen: Christian und Melanie träumen vom kleinen Unterschied

Traumgeschichten und familiärer Hintergrund

Christian war drei Jahre und fünf Monate alt, als er abends beim Schlafengehen seine Eltern zu einem richtigen Ritual nötigte: Die Mutter musste überprüfen, ob alle Fenster und Türen geschlossen waren, damit ja keine Räuber hereinkommen könnten. Die vielfache Versicherung der Eltern, dass sie doch mit in der Wohnung seien, nicht weggingen und es zudem hier gar keine Räuber gäbe, nützte nichts: Sie mussten dem Wunsch von Christian nachgeben und jeden Abend aufs neue umständlich die Sicherheit von Fenster und Türen überprüfen. Trotzdem wacht er eines Nachts auf, schreit laut und ist ganz nassgeschwitzt. Auf die besorgten Fragen der Eltern kann er vor lauter Brüllen nicht eingehen, und die Mutter nimmt den Kleinen kurzerhand mit ins Bett, wo er sich bald beruhigt.

Am nächsten Morgen erzählt er: „Heute Nacht ist ein Räuber gekommen. Er wollte ein langes Rohr stehlen. Da hab ich Angst gehabt und die Mama gerufen."

Melanie, drei Jahre und sechs Monate alt, ist ein anhängliches kleines Mädchen, lieb, vielleicht zu sehr angepasst. Doch jetzt scheint Melanie in die Trotzphase gekommen zu sein. Wenn ihr etwas nicht passt, wenn sie nicht gleich bekommt, was sie will, beginnt sie mörderisch zu schreien. Wenn sie etwa nicht gleich ihren geliebten Saft bekommt, wirft sie sich auf den Boden, strampelt mit den Beinen und tobt. Melanie war mit ihren Eltern in einem Märchengarten. Als sie dort etwas unvermittelt eine sprechende Märchenfigur, das Rumpelstilzchen, sieht, erschrickt sie so heftig, dass sie weint. Der Vater nimmt sie auf den Arm, tröstet und streichelt sie und flüstert ihr Beruhigendes ins Ohr. Sie kuschelt sich ganz fest an den Vater und genießt offensichtlich den Trost. Anschließend geht sie auf kein Gespräch über den Vorfall mehr ein und tut, als sei nichts passiert. Sie hat jedoch deutlich Angst, wieder in den Märchengarten zu gehen. Einige Zeit später, eines morgens, erzählt sie mit leuchtenden Augen: „Heute Nacht hat ein Zwerg zum Fenster hereingeschaut, der hat gewusst, wo ich wohne. Er hat nur hereingeschaut und ist dann wieder gegangen." Und nach kurzer Pause fragt Melanie zur

Überraschung aller: „Papa, wann gehen wir wieder in den Märchengarten?"

Melanie hat sich offenbar in dem Traum mit dem Zwerg versöhnt. Da war er gar nicht mehr so gefährlich und furchterregend wie bei der ersten Begegnung im Märchengarten, sondern eigentlich ganz nett. Die Eltern wissen, dass Melanie das Erlebnis nicht mehr verdrängen muss, sondern die Angst verarbeitet hat.

Wie die Eltern damit umgingen

Christians Eltern haben den verängstigten und schreienden Jungen ohne Umstände mit in ihr Bett genommen, wo er sich rasch beruhigte und wieder einschlief. Ähnliches werden Sie auch in anderen Fallgeschichten von älteren Kindern lesen können.

In der Tat, ist das bei Angstträumen von Kindern oft die einfachste Lösung, wenn die gestressten Eltern rasch wieder einschlafen wollen.

Und tatsächlich kann das elterliche Bett oder das Bett neben dem elterlichen Bett für ein krankes Kind oder ein Kind in einer Krise Angstschutz bedeuten. Wichtig ist jedoch, dass die Eltern auf die Bedürfnisse des Kindes ebenso wie auf die eigenen Bedürfnisse achten. Denn Kinder, die jede Nacht an das Bett der Eltern kommen, werden sie auf Dauer empfindlich stören, so dass es über kurz oder lang zu anderen Problemen kommen wird: zu Problemen mit der Partnerschaft, zu Ärger und Wut auf die unersättlichen kleinen Störenfriede und vielem anderen.

An dieser Stelle wird die berechtigte Frage lauter: Wie finde ich heraus, was gut und richtig ist? Wichtig ist es dabei, in sich hineinzuhören, mit der Partnerin, dem Partner über eigene Bedürfnisse und die des Kindes zu sprechen und uns über sie klarzuwerden versuchen. Ist es wirklich ein Bedürfnis des Kindes? Oder ziehen wir gar als Eltern einen „Gewinn" daraus, können auf diese Weise eine womöglich unerwünschte Nähe zum Partner vermeiden? Die Eltern müssen also versuchen, zwischen den eigenen Bedürfnissen und denen des Kindes einen angemessenen Kompromiss zu finden. Bei beiden Geschichten fällt auf, dass die Kinder beim andersgeschlechtlichen Elternteil landen, Christian im Bett der Mutter und Melanie nach dem Schreck mit dem Rumpelstilzchen in den Armen des Vaters. Was hat das mit ihren Träumen zu tun?

Psychologischer Hintergrund

Traumgeschichten (z. B. die Geschichte von Michael S. 23) sind immer nur vor dem Hintergrund der jeweiligen Lebensgeschichte zu entziffern. Die individuellen Lebensgeschichten haben in unserem Kulturkreis eine Reihe gemeinsamer Nenner. So gibt es in bestimmten Entwicklungsphasen „typische" Probleme und dementsprechend bestimmte Träume. Angstträume wie die von Christian und Melanie kenne ich von vielen Kindern zwischen dem dritten und dem fünften Lebensjahr. In diesem Alter fangen die Kinder an, ihre Sexualität als konflikthaft zu erleben. Im Kapitel über die Vier- bis Sechsjährigen werde ich davon ausführlicher berichten (s. S. 64).

Hier nur so viel: Was Christian erzählt, ist der typische Traum eines kleinen Jungen, der fürchtet, wegen seiner lustvollen Spielereien und den begleitenden (wohl, wenn auch im Traum nicht deutlich werdend, auf die Mutter gerichtet) Phantasien bestraft zu werden. Bestraft von einem Räuber, also einem wilden und rücksichtslosen, wenig differenzierten männlichen Wesen. Und die Strafe soll darin bestehen, dass er ein langes Rohr verlieren soll. Was kann das anderes sein als sein derzeit so hochgeschätztes Glied? Wenn Christian jede Nacht im Bett der Mutter landet, dann macht uns diese Überlegung deutlich, dass der zugrundeliegende Konflikt so nicht gelöst, sondern eher verschärft werden wird. Und warum verschärft? Nun, wenn Christian sich weiterhin den Wunsch erfüllt, ganz nahe bei der Mutter zu sein, dann muss ja auch die Angst vor dem Vater (Räuber) immer größer werden. Dies Beispiel zeigt, dass es ein probates Rezept nicht gibt. Das elterliche Bett würde in diesem Fall auf Dauer den Konflikt chronisch werden lassen. Christian muss mit der Zeit so stark werden, dass er seine Ängste im eigenen Bett aushalten kann.

Darin müssen ihn die Eltern bestärken, müssen ihm Mut machen, und vor allem muss Christian einen Vater erleben, der sich jetzt intensiv mit ihm befasst und ihm so ein Vorbild wird.

Und wie war das im Traum von Melanie? Warum hat sie erst so erschrecken müssen, so dass sie in die Arme des Vaters flüchtete, und warum ist ihre Angst nach dem Angsttraum wie weggeblasen?

Typisch für den Zwerg mit seiner roten Kappe ist seine kleine, gedrungene Gestalt. Seine Kleinheit steht im Gegensatz zu seiner Bedeutung: Ich habe bereits erwähnt, dass Träume auch eine mächtige Symbolfunktion besitzen. Die Kleinheit des Zwerges steht im Gegensatz zu seiner ungeheuren Macht, die er in Märchen und Mythos besitzt, wie etwa der Alberich im Nibelungenlied. Er wirkt im Verborgenen und Unbewussten. In seiner Symbollehre hat C. G. Jung darum auch auf die phallische Symbolik des Zwergs verwiesen. Melanies Erschrecken ist darum ganz charakteristisch für die beginnende Phase sexueller Entwicklung bei ihr. Es ist die Zeit, in der Kinder die Geschlechtsunterschiede entdecken und erste genitale Lust empfinden. Dies geht bei Mädchen einher mit intensiven Anlehnungswünschen an den Vater, die in unserer Kultur aber zugleich auch als schuldhaft und als „böse" erlebt werden. Melanies Begegnung mit dem Zwerg hat ihren Triebkonflikt offenbar ins Bewusstsein gehoben und damit Angst und Schrecken ausgelöst.

Erst nachdem der Vater die Tochter zärtlich auf dem Arm genommen hatte, fühlte Melanie, dass ihre Wünsche nicht verpönt bleiben müssen. Allerdings braucht sie einige Zeit, bis sie sich ganz mit dem Rumpelstilzchen ausgesöhnt hat. Aber nach dem Traum kann sie den Vater sogar ganz keck auffordern, mit ihr zu dem Zwerg zu gehen, gerade so, als wollte sie ihm damit ein deutliches Angebot machen.

Aber der geschilderte Konflikt ist nicht der einzige, der sich in dem Traumbild niedergeschlagen hat. Denn es war ja nicht irgendein Zwerg, über den Melanie erschrocken ist, sondern das Rumpelstilzchen.

Das Märchen vom Rumpelstilzchen ist den meisten Lesern vermutlich bekannt. Wie sie sich vielleicht erinnern, endet es für den Hauptdarsteller tragisch: Als der Kobold von der Königin mit dem Namen benannt wird und nicht, wie er schon sicher erwartet, ihr Kind bekommt, „packt er in seiner Wut den linken Fuß mit beiden Händen und riss sich selbst mitten in entzwei".

Märchen erzählen wie die Träume von Menschen mit ihren Krisen und Entwicklungsschwierigkeiten in schlichten, doch eindringlichen Bildern (zwei wichtige Bücher dazu finden Sie bei den Literaturhinweisen S. 211). Märchen zeigen auch, was Kinder bewegt und wie sie ihre Aufgaben zu bewältigen suchen. Und wie uns die Träume unsere ganz persönlichen Wahrheiten vermitteln, so enthalten die Märchen viele allgemeingültige Wahrheiten. Der ungezügelte Wutausbruch des Rumpelstilzchen, seine Neigung zur Selbstzerstörung ähneln der archaischen Wut eines kleinen Kindes, dem etwas verwehrt wurde, also dem, was wir im Alltag Trotzreaktionen nennen. Insofern sind in die Märchenfigur vom Rumpelstilzchen sicherlich auch Melanies Zornreaktionen und ihr Erschrecken vor ihnen mit hineinverwoben. Typische Träume eines Jungen während seiner Trotzphase möchte ich am Beispiel des fünfjährigen Uli auf Seite 59 aufzeigen.

In jeder Traumgeschichte sind vielerlei Aspekte der kindlichen Entwicklung enthalten und oft in ein einziges Bild verdichtet. Wenn ich also im Folgenden jeweils einzelne Aspekte herausarbeite und betrachte, dann lediglich aus didaktischen Gründen. Dies heißt dann auch nicht, dass es keinen aktuellen Konflikt gäbe.

Von der Sexualität der Kinder in den ersten sechs Lebensjahren

Vielen Erwachsenen fällt es schwer zu sehen, dass Kinder vom Tage ihrer Geburt an geschlechtliche Wesen sind, mit Trieben und der Fähigkeit, lustvoll zu empfinden. Ja, es gibt Eltern, die weisen solche Beschreibungen empört als „Unterstellung" zurück, obwohl es von Sigmund Freud bis René Spitz eine umfangreiche wissenschaftliche Forschung dazu gibt. Tatsächlich erhielt ich auf mein erstes Buch über Kinderträume eine Reihe von kritischen wie angriffslustigen Briefen, in denen mir vorgeworfen wurde, ich würde Kindern sexuelle Regungen andichten. Eine Leserin schrieb gar, dies wäre ein „verstümmeltes Menschenbild". Und: „Ich war sehr erstaunt, in einem für Eltern als Ratgeber empfohlenen Buch derartige einseitige Informationen zu finden." Dabei kann jeder selbst sehen, wenn er nur unbefangen genug ist, zu welchen Lustempfindungen schon der Säugling fähig ist, wenn er zum Beispiel genüsslich, an der Brust der Mutter saugt; welch befriedigende Wirkung die Darmentleerung für ihn haben kann; wie lustvoll der warme Urin beim Einnässen erlebt wird; wie genießerisch Vierjährige auf Stofftieren schaukeln oder an den Geschlechtsteilen spielen, oft bis zum deutlichen Lustempfinden.

Allerdings erlebt das kleine Kind – und das ist der Unterschied zum Erwachsenen – die eigene Sexualität zunächst noch naiv und ohne Schuldgefühle. Etwa bis zum vierten Lebensjahr entdecken die Kinder den Unterschied zwischen Jungen und Mädchen und auch ihre Geschlechtsorgane als kleine Lustspender. Viele Erlebnisse haben in unserem Kulturkreis das Kind in diesem Alter aber auch darüber belehrt, dass Lust nicht ohne weiteres ausgelebt werden darf.

Elterliche Gebote und Verbote und noch mehr das Vorbild von Vater und Mutter, mit all den zwiespältigen Reaktionen dem Geschlechtlichen gegenüber, lassen im Kind eine kontrollierende und regulierende Gewissensinstanz entstehen. Es gibt viele zwiespältige Reaktionen gegenüber dem Geschlechtlichen im Alltag des Kindes. Etwa, dass der Vater erschrickt, wenn er zum ersten Mal entdeckt, wie der vierjährige Sohn an seinem steifen Glied spielt. Oder das Nicht-darüber-Reden, die Empfindlichkeit beim Darüber-Reden, die Verkrampftheit bei der Billigung: Viele der bisher als lustvoll erlebten Triebimpulse werden damit so unangenehm besetzt und verpönt, dass sie aus dem Bewusstsein verdrängt werden müssen.

Schwerer allerdings als die Reaktion der Umwelt mit ihrer „Regulierung" der Triebimpulse wiegt noch etwas anderes. Die Phantasien der Kinder, die sich mit der Entdeckung ihrer lustspendenden Geschlechtsorgane verbinden, richten sich ganz natürlicherweise auf den gegengeschlechtlichen Elternteil. Mädchen erleben (manchmal auch nur unbewusst) sexuelle Wünsche und Regungen gegenüber dem Vater (bei Jungen ist es entsprechend die Mutter) – und diese Zuneigung zum Vater lässt nun die Mutter als Rivalin erscheinen, auf die sich alle denkbaren negativen Gefühle wie Neid, Eifersucht und Hass richten: Es ist allzu verständlich, dass dieser Ausbruch gegen die Mutter (beim Jungen entsprechend gegen den Vater) zugleich heftige Ängste und Schuldgefühle hervorrufen, da ja die Abhängigkeit von der Liebe der Mutter noch groß ist und diese als Vorbild bewundert und nachgeahmt wird. Ebenso geht es dem Jungen: Mit seinem Anspruch auf die Mutter gerät er in Rivalität zum geliebten Vater, er fürchtet also nicht primär dessen Strafe, sondern dass er ihn als Bezugsperson verliert.

Diese Konflikte sind sehr schwer und schwierig, dass sie verständlicherweise oft ganz aus dem Bewusstsein und dem Tagleben verbannt werden. Aber damit sind weder die erotisch-sexuellen Triebimpulse aus der Welt noch die nunmehr quasi an sie angeklebten Ängste.

Nachts machen sie sich bemerkbar, versuchen, den Schlaf zu stören, und der Traum als Wächter des Schlafes muss sozusagen in sein Amt eintreten. Oft sind die Triebimpulse für den Träumer so beunruhigend, dass der Traum die Dinge nicht einmal beim Namen zu nennen wagt, aus Angst, dass diese eintreten. So, wie wir in der Sprache umschreiben, verzerrt auch der Traum seine Bilder. Melanies „böser Traum“ auf Seite 64 ist ein typisches Beispiel dafür.

Darum sind Angstträume für vier- bis sechsjährige Kinder auf Grund ihres ähnlichen Schicksals in unsere Kultur typisch und einander ähnlich (vor allem Tierträume). Angstträume im Kleinkindalter sind eine durchaus normale Erscheinung, weil das noch relativ schwache kindliche Ich von den ersten sexuellen und aggressiven Triebregungen geradezu überschwemmt wird. Doch gleichermaßen reifen auch die Bewältigungsstrategien, und die Träume zeigen uns diese Prozesse.

Um mögliche Missverständnisse auszuräumen: Natürlich sind Angstträume im frühen Kindesalter nicht immer primär auf Probleme mit dem Trieb zurückzuführen. Wie bereits zu Beginn gezeigt, sind es vielfältige

Konflikte, die Ängste nach sich ziehen können: Angst, durch ein Geschwisterchen verdrängt zu werden (Traum von Steffi, S. 54). Angst, die Liebe der Eltern zu verlieren (Traum von Melanie, S. 64). Angst und Schuld als Ergebnis von nicht bewältigtem Trotz (Traum von Uli, S. 59) et cetera Triebprobleme sind natürlich immer auch zwischenmenschliche Probleme, der Trieb liefert allerdings die dazu notwendige „Energie“.

Kapitel III

Die Träume der Vier- bis Sechsjährigen

Eva und das Fasstier

Traumgeschichte und familiärer Hintergrund

Eva, viereinhalb Jahre alt, ist ein hübsches, blondes, ein klein wenig pummeliges Mädchen, meist lieb und unauffällig. Sie hat zwei ältere Brüder. Eva genießt von daher eine Sonderstellung, weil sich die ganze Verwandtschaft darüber freut, in der Familie endlich auch ein kleines Mädchen zu haben.

Vor allem die Mutter war sehr glücklich darüber, dass ihr drittes Kind ein Mädchen war. Es war – wie seine Brüder – durch Kaiserschnitt zur Welt gekommen und entwickelte sich zur Freude und Genugtuung der Mutter so, wie sie es sich wünschte: Eva wurde ein anschmiegsames, kuscheliges Mädchen, das man so richtig mit Lust in den Arm nehmen konnte.

Ohne, dass Evas Mutter das so recht bemerkte, geschah es in letzter Zeit recht häufig, dass sie sich über einiges hinwegtröstete, indem sie ihre Eva knuddelte. In der Familie lief manches nicht nach der Vorstellung der Mutter. Vor einem Jahr war ihr Vater, Evas Opa, gestorben. Evas Mutter musste auf einmal häufiger an Situationen zurückdenken, die sie selbst als kleines Mädchen mit ihrem Vater erlebt hatte. Schmerzlich erinnerte sie sich an seine kleinliche, etwas engstirnige Art und seine Schwierigkeiten, Gefühle zu zeigen. Und dass sie sich oft nicht verstanden gefühlt hatte und nicht geliebt. Manchmal wachte Evas Mutter nachts auf, geriet ins Grübeln und konnte nicht mehr einschlafen. Immer häufiger tauchte der Vater auch in Träumen auf, in denen sich Evas Mutter vergeblich um ihn bemühte, und immer wieder wacht sie enttäuscht auf.

Aber auch dem ältesten Sohn Ulrich schien es nicht gut zu gehen. Oft geriet er in heftige Wut, wenn er etwas nicht bekam oder wenn ihm etwas nicht so gelang, wie er es wollte. Er schrie dann, zerstörte Dinge, die er liebte, war danach voller Angst und weinte verzweifelt. Mit seinem Verhalten machte er die Eltern hilflos. Evas Mutter hatte schon mit ihrem Mann besprochen, sich um Hilfe von außen zu bemühen und eventuell eine psychologische Beratungsstelle aufzusuchen. Sie fühlte sich oft müde, ausgelaugt, niedergeschlagen und depressiv. War es da verwunderlich, wenn sie bei der unkomplizierten, anschmiegsamen kleinen Eva Trost suchte und auch fand? Eva hatte ein Bilderbuch, das sie über die Maßen liebte und aus dem ihr immer wieder vorgelesen werden musste. Es handelte von einem Warzenschwein, das hässlich und klein und darüber sehr unglücklich ist. Es fühlt sich minderwertig und möchte anders sein, als es Warzenschweine sind. Als es dann aber anders wird, mögen es seine Kameraden, die anderen Warzenschweine, nicht mehr, weil es sich so sehr von ihnen unterscheidet.

Eva fand in dem Bilderbuch ihr eigenes Problem: Sie glaubte vieles nicht zu können, wollte aber alles so gut können, wie die beiden älteren Brüder. Dabei war sie sicher, dass es die beiden nicht darum besser konnten, weil sie älter, sondern weil sie Jungen waren. Und so suchte sie die beiden Jungen nachzuahmen, wo es nur ging: Sie wollte gekleidet sein wie ein Junge, wollte spielen wie ein Junge und vor allem unbedingt so pinkeln wie die beiden Brüder, nämlich im Stehen.

Äußerlich kuschelig und anschmiegsam, litt Eva zu dieser Zeit an mehr Problemen, als sie die Mutter damals wahrnehmen konnte. Zu dem Neid und der Eifersucht auf die Brüder kam hinzu, dass Eva, wenn etwas nicht so gelang, wie sie es sich vorstellte, mit heftiger Wut reagierte. So wie Ulrich. Sie rannte dann davon, schlug Türen, schrie und heulte. Und war nicht mehr zu beruhigen.

Vor dem Einschlafen wollte Eva regelmäßig, dass sich die Mutter lange ans Bett setzte, sie streichelte und Geschichten erzählte. Vor allem wollte sie immer wieder hören, wie sie geboren wurde und wie schön es für die Mutter gewesen wäre, dass sie ein Mädchen bekommen hatte.

Und dann begann Eva häufiger aufzuwachen, angstvoll nach der Mutter zu rufen und zu weinen. Wenn sie wieder etwas klarer wurde, wollte sie unbedingt ins Bett der Eltern. Eines Morgens, nach einer solch schlimmen Nacht, erzählte Eva ihrer Mutter den folgenden Traum: „Da war ein Tier wie ein Fass. Und da hat ein Kopf, wie ein Wildschwein rausgeguckt, und dann war's wie ein Wildschwein, nur der Bauch war ein Fass."

Wie Evas Mutter damit umging

Noch während der Traumerzählung spürte Evas Mutter etwas von dem Schrecken, den das Mädchen während des Traumes erlebt haben muss: Evas Augen sind weit aufgerissen, während des Erzählens stockt sie immer wieder, und sie ist dem Weinen nahe.

Evas Mutter fühlt sich etwas hilflos. Sie möchte dem Mädchen helfen, weiß aber nicht so recht, wie. Denn woher kommt dies seltsame Traumbild, und was hat es zu bedeuten? Da gibt sie einem Impuls nach und schlägt Eva vor: „Weißt du was, male das Tier doch einmal, dann kann ich es mir noch besser vorstellen." Aus eigener Erfahrung weiß sie: Wenn man jemandem seine Ängste anvertrauen kann, werden sie schon weniger. Und etwas, was aufgezeichnet wird, das kann man beherrschen. Eva zögert erst ein wenig, zu groß ist noch ihre Angst vor dem schrecklichen Wesen. Doch dann zeichnet sie das Tier auf Papier und malt es noch farbig an. Sie ist während des Malens ganz erregt und nimmt die Mutter kaum noch wahr. Schließlich sagt die Mutter: „Jetzt kann ich mir so richtig vorstellen, wie groß deine Angst im Traum war; das Tier sieht ja wirklich fürchterlich aus, und du warst ganz alleine mit ihm." Darauf holt sich Eva einen dicken, schwarzen Filzstift und malt um das Fasstier einen Käfig mit dicken Gitterstäben. Sie hat in den letzten Wochen häufiger Tiere gemalt und sie dann in einen Käfig gesperrt. Jetzt verstehe die Mutter. Eva will das bedrohliche Fasstier bändigen und damit ihre Ängste beherrschen. Evas Mutter hat eine Idee: „Du könntest doch jetzt das Fasstier auch zerreißen, dann kann es bestimmt nicht wiederkommen." Eva ist von diesem Einfall begeistert. Sie rennt mit ihrem Bild zum Papierkorb und zerreißt es in viele kleine Stücke. Mit leuchtenden Augen sagt sie schließlich zur Mutter: „Jetzt ist mir besser!"

Evas Mutter ist durch die Vorgänge sehr nachdenklich geworden: Ob nicht sie selber für Eva das bedrohliche

Fasstier war, zu einem Teil wenigstens? Ihr ist klargeworden, dass sie Eva doch sehr für sich gebraucht hatte. Wie froh war sie gewesen, neben den drei „Männern" ein kleines Mädchen zu haben, das alle jene Eigenschaften zeigte, die man halt von kleinen Mädchen erwartet: dass sie gefügig, niedlich, hilfsbereit und angepasst sind. Hatte sie damit Eva nicht zu wenig eigene Möglichkeiten gelassen und sie so „eingespannt", wie es Ringe mit einem Fass tun? Vielleicht hatte Eva deshalb von Zeit zu Zeit versuchen müssen, die Ringe des Fasses zu sprengen, indem sie mit Wutanfällen reagierte …

Psychologischer Hintergrund

Die Mutter hat einen wichtigen Aspekt von Evas Traum erkannt. Aufgrund der Tatsache, dass sie die Tochter so sehr brauchte, für ihre eigenen Zwecke benütze und ihr wenig Raum ließ, wirkte sie erdrückend und bedrohlich. Gerade weil Mutter und Tochter tagsüber so eng und harmonisch miteinander lebten, zeigte der Traum etwas von Evas Abneigung gegen die Mutter und die dunklen und negativen Seiten dieser Beziehung (→*Objekt*). Wir werden diesem konflikthaften (→*Ambivalenz-*)Verhalten später in Pauls Traum von der Hexe (s. S. 87) wiederbegegnen.

Ohne dass Eva dies direkt aussprach, hat ihre Mutter intuitiv gespürt, dass ein Teil der Traumgeschichte aus Evas Tageserlebnissen stammt (→*Tagesrest*). Das Fasstier hat natürlich auch etwas von dem kleinen Warzenschwein aus dem Bilderbuch, das so unglücklich ist, weil es sich hässlich und minderwertig fühlt und anders sein möchte. Selbstverständlich war diese Geschichte für Eva so beeindruckend, weil das Warzenschwein letztlich unter den gleichen Problemen litt wie sie selber.

Denn da ist ja die Rivalität mit den älteren Brüdern, von denen sie sieht, dass die so vieles können, was sie noch nicht kann. Und sie führt diese Überlegenheit darauf zurück, dass die beiden eben Jungen sind. Tatsächlich werden Jungen schon aufgrund der Tatsache, dass sie „männlich" sind, von Geburt an von ihren Müttern faszinierender als Mädchen erlebt. Mädchen werden von ihren Müttern ganz offensichtlich vor allem darum geliebt, weil sie ihnen gleichen und die Mütter in ihnen auch Gleiches wiederfinden können. Aber Gleiches ist auch nichts „Besonderes" (Näheres dazu S. 197*f.*). Eva protestiert also dagegen, dass sie sich aufgrund ihres Geschlechtes so minderwertig und ungenügend fühlen muss: Sie erlebt sich im Traum als das kleine Warzenschwein, dass sich mit seiner Situation nicht zufriedengibt. Das Fasstier verkörpert also – neben den mütterlichen Aspekten – auch Evas ganz persönliche Anteile (→*Subjektstufe*).

Aber warum muss das Fasstier Eva so ängstigen? Zum einen schon deshalb, weil sie sich von der Mutter so eingeengt und festgehalten sieht. Darum explodiert Eva in letzter Zeit im Wachleben so häufig, wirft Türen und schreit. Aber diese Wutanfälle und Durchbrüche ängstigen das Mädchen gleichzeitig; ist die Gefahr doch groß, dass sie gerade deshalb die Liebe der Mutter verlieren könnte, wenn sie nicht mehr so ist, wie es sich diese wünscht, nämlich angepasst und lieb. Somit verkörpert das Wildschwein sicherlich auch etwas von den Wutanfällen, die Eva sehr erschrecken, und die sie selbst gern beherrschen möchte.

Wird es auch darum zum Fasstier, indem der unkontrollierbare Wutausbruch von einem einengenden Fass umgeben ist? Der Umgang von Evas Mutter mit der Traumerzählung ist gewiss ungewöhnlich und überraschend. Angstträume sind für Kinder in diesem Alter so erschreckend, weil sie das Traumgeschehen als ganz real und von außen kommend erleben (→*magisch-animistisches Denken*). Wenn Evas Mutter also vorschlägt, das Fasstier zu vernichten, kann das Kind auf diese Weise die erste und gröbste Angst bewältigen. Wo andere sagen, „Träume sind Schäume", nimmt sie das Berichtete auf sympathische Art und Weise für real, so, wie es dem Erleben von Evas Alter entspricht. Damit ist natürlich der allgemeine, zugrundeliegende Konflikt noch nicht aus der Welt.

Diese Methode, aktiv mit Träumen umzugehen, ist keine Erfindung von Evas Mutter. Viele Eltern spüren intuitiv, dass hinter der Angst ihrer Kinder eine andere Wahrnehmung des Traumgeschehens stehen muss, als das beim „aufgeklärten" Erwachsenen der Fall ist. Und sie reagieren entsprechend real.

Seit Jahrhunderten praktizieren die Senoi, ein Volksstamm im Dschungel von Malaysia, einen ähnlichen Umgang mit den Träumen von Kindern und Erwachsenen. Es gehört dort zur Alltagskultur und ist also eine Selbstverständlichkeit, dass Träume erzählt werden.

Ein fünfjähriger Junge erzählt beispielsweise im Familienkreis, dass er im Traum von einem Riesenskorpion bedroht wurde. Der Vater antwortete darauf: „Wir wollen nun sehen, welche Möglichkeiten du hast, mit der Angst fertig zu werden. Denn irgendwo wirst du dem Skorpion wiederbegegnen, vielleicht in einer anderen Gestalt, und musst dich dann mit ihm auseinandersetzen." Dann macht das Kind seinem Alter entsprechend Vorschläge, was es tun könnte, und träumt den Traum in eine Art Tagtraum um, so dass er ein positives Ende bekommt. Etwa dass er seinen älteren Bruder ruft und dieser ihm zeigt, wie man Skorpione anfassen kann, ohne dass sie stechen.

Die Familie lobt schließlich das Kind für die positive Lösung, und später zeigt der Vater seinem Sohn, wie er tatsächlich mit einem gefährlichen Tier fertig werden kann. Die Senoi werden übrigens als gewaltfrei, friedlich und erstaunlich gesund beschrieben (vgl. Cramer 1982). Sicherlich war also der Vorschlag von Evas Mutter, das Fasstier zu zerreißen, in diesem Moment entlastend und hilfreich für das Mädchen. Noch Jahre später berichtet Eva, dass es ihr danach besser ging und dass sie später nicht mehr vom Fasstier geträumt hätte. Eine andere Mutter erzählte mir einmal, sie hätte nach einem schlimmen Angsttraum ihres Sohnes die Fenster des Zimmers weit geöffnet, so dass das Tier, welches den Angsttraum verursacht hatte, hinausfliegen konnte.

Steffi erfüllt sich einen Wunsch

Traumgeschichte und aktueller Hintergrund

Steffi, vier Jahre und neun Monate alt, hat einen zwei Jahre jüngeren Bruder. Seit einiger Zeit besucht Steffi den Kindergarten. Anfänglich war sie begeistert. Aber in letzter Zeit geht Steffi nicht mehr so gerne hin, obwohl sie – wie sie sagt – die Erzieherin gern hat und ihr die Beschäftigung mit den vielen neuen Dingen gefällt. Die Erzieherin hat den Eltern berichtet, dass Steffi nicht mehr so fröhlich sei wie am Anfang. Oft wirkte sie etwas abwesend, ziehe sich zurück und kürzlich habe sie sogar einmal die Hose nass gemacht. Es gibt zwar kein morgendliches Drama, wie in manchen Familien üblich, dass Steffi etwa weinen würde oder nicht gehen wollte. Aber die Mutter spürt an jedem Morgen erneut, dass Steffi traurig ist und lieber bei ihr bleiben – und ohne, dass sie das direkt ausspricht-, lieber mit ihr spielen würde als mit den Kindern im Kindergarten. In dieser etwas schwierigen Zeit war Steffi mit ihren Eltern und dem kleinen Bruder auf einem Volksfest und bekam dort eine Portion Pommes frites, welche sie in kürzester Zeit aufaß. Auf der Heimfahrt fiel ihr ein, dass sie gerne noch mehr davon gehabt hätte. Aber es gab keine Gelegenheit mehr, irgendwo Pommes frites zu kaufen. Ein paar Tränen kullerten herab, weil Steffi verzichten musste, und bis sie ins Bett ging, war sie auffallend schweigsam. Am nächsten Tag erzählte Steffi den Eltern den folgenden Traum: „Wir waren bei einem Fest. Dann hab ich gemeint, ich habe an meinem Bett Pommes frites stehen. Bin ich aufgewacht – keine mehr da!"

Wie die Eltern mit dem Traum umgingen

Es war für die Eltern nicht schwer zu erkennen, dass sich Steffi mit dem Traum den nicht erfüllten Wunsch vom Vortag befriedigte. Da musste das Mädchen ja sein Verlangen nach weiteren Pommes frites unterdrücken, weil keine mehr herbeizuschaffen waren. Der Traum setzte sichtbar fort, was versagt wurde, und die Pommes frites standen zur freien Verfügung direkt neben ihrem Bett. Natürlich konnte sie die ganze Enttäuschung des kleinen Mädchens darüber verstehen, dass die bunten Traumbilder zerplatzt waren wie eine Seifenblase. Sie erinnerten sich an einige Träume, in denen sie sich selbst offene oder geheime Wünsche erfüllten, und wie sie nach dem Aufwachen in eine nüchterne Wirklichkeit zurückkehren mussten. Die Mutter sprach das auch an: „Das kenne ich auch. Man wünscht sich etwas so sehr, wie du dir deine Pommes frites. Und dann ist das Gewünschte da und verschwindet plötzlich wieder. Das ist ein ganz schreckliches Gefühl, wenn einem etwas genommen wird, was man bereits hat." Es ist ganz wichtig, dass die Eltern immer wieder Stimmungen, Gefühle und Empfindungen aus den Traumerzählungen der Kinder ansprechen und benennen. Dies bedeutet eine wichtige Hilfe für das Kind zur weiteren eigenen aktiven Konfliktbewältigung. Denn was bekannt und benannt ist, kann schon nicht mehr so sehr ängstigen.

Aufgefallen ist den Eltern allerdings, dass Steffi, die sonst fließend und deutlich spricht, während ihrer Traumerzählung in eine Art „Babysprache" zurückgefallen ist. Das hat sie verblüfft.

Die Eltern waren durch das Gespräch mit der Kindergärtnerin und durch die morgendlichen leisen, traurigen Abschiedsszenen aufmerksam und fragten sich: Warum möchte Steffi etwas zu essen? Meint sie damit vielleicht etwas ganz anderes? Die Mutter knüpft an das Vorhergesagte an und meint vorsichtig, dass es vielleicht doch ein schöner Traum gewesen wäre, weil Steffi ja Pommes frites hätte essen können und nicht mehr ganz so traurig sein musste wie gestern auf der Heimfahrt. Aber Steffi wehrt ab. Nein, es wäre überhaupt kein schöner Traum gewesen. Die Pommes frites wären ja weggewesen, als sie aufwachte. Und das war schlimm. Die Eltern werden nachdenklich. Steffi erlebt den Traum überhaupt nicht so, als hätte sie sich einen Wunsch erfüllt, sondern tatsächlich ausschließlich so, als wäre ihr etwas weggenommen worden. Was mochte das wohl sein?

Psychologischer Hintergrund

Dass Träume Wunscherfüllungen sein können, wird in diesem Buch an vielen Träumen deutlich. Bei den kleinen Kindern sind die Wünsche in der Regel klar und unverstellt, während sie bei den größeren Kindern und Erwachsenen oft verkleidet und nicht mehr so leicht zu erkennen sind. Ein typisches Traumbeispiel der zuerst genannten Gruppe schilderte S. Freud in der Deutung eines Traumberichtes seiner neunzehn Monate alten Tochter Anna, die nach einem Fasttag von allerlei begehrenswerten Mahlzeiten träumte. Ein solch schlichter Wunscherfüllungstraum ist auch der zuvor von Steffi berichtete.

Wenn Kinder Träume erzählen, ist es – wie bereits erwähnt – wichtig, sich in die Grundstimmung einzufühlen, aber auch hinzusehen und hinzuhören, wie das Kind den Traum erzählt. Die Eltern haben bemerkt, dass das Mädchen in eine regelrechte „Babysprache“ zurückgefallen ist. Der Psychologe spricht in einem solchen Zusammenhang von einer →*Regression.* Die Wunschbilder des kleinen Mädchens vom lustvollen Essen lassen an eine Zeit erinnern, in welcher die Nahrungsaufnahme im Mittelpunkt der Bedürfnisse steht. Es ist aber gleichzeitig auch eine Zeit, in der ein Kind zärtlich gepflegt, beruhigt, geschaukelt und von der Mutter oder dem Vater im Arm gehalten wird. Aus der Grundstimmung des Traumes war nicht spürbar geworden, dass sich Steffi nach der Wunscherfüllung zufrieden gefühlt hätte. Vielmehr hatte sie ja darum getrauert, dass die Pommes frites nicht mehr da waren.

Was wurde Steffi genommen? Wenn die Pommes frites für das Essen allgemein stehen und das Essen wiederum für die mütterliche Zuwendung, dann glaubt sie, so ist zu vermuten, die Liebe der Mutter verloren zu haben, weil sie in den Kindergarten musste und der kleine Bruder bei der Mutter zu Hause bleiben durfte. Dies könnte die Erklärung dafür sein, warum Steffi nicht mehr gerne gehen wollte und warum sie auch der Erzieherin aufgefallen ist. Es ist der Traum eines kleinen Mädchens in seiner „ersten sozialen Schwellensituation“, das darum an Trennungsschmerzen leidet.

Dieser Traum fand seine Erklärung also nicht durch die Traumgeschichte, sondern erst durch die Grundstimmung beim Erzählen. Aber auch dadurch, wie die nachfolgenden Einfälle des Mädchens mit der Traumgeschichte verknüpft waren. Allerdings muss der Hörer, für den die Geschichte bestimmt ist, manchmal sehr genau hinhören: Die Lösung, der Wegweiser zum Verständnis des Problems, ist dann nicht in der Traumgeschichte enthalten, sondern in manch nebensächlich erscheinenden Begleiterscheinungen des Traumberichtes.

Steffi hatte den Eltern auf ihre Weise signalisiert, dass sie auch noch gefüttert, gehalten und geschaukelt werden wollte. Es war wie in der Geschichte von Michael (s. S. 23). Steffi hatte Angst bekommen, von dem jüngeren Bruder verdrängt zu werden, und reagierte wieder mit Anklammerungswünschen. Der Traum hatte den Eltern endgültig klargemacht, dass Steffi jetzt ihre Liebe in besonderem Maße brauchte. Und erst als alle jene kleinkindhaften Bedürfnisse abgestillt waren, konnte Steffis Ablösung weiter fortschreiten. Nach einiger Zeit ging Steffi wieder in den Kindergarten, so begeistert wie am Anfang.

Uli ist so trotzig ...
Traumgeschichten und aktueller Hintergrund

Uli ist fünf Jahre und drei Monate alt, und er ist das, was man allgemein ein trotziges Kind nennt. Seine Wutanfälle setzen die Familie in Angst und Schrecken, und sie machen die Eltern vor allem hilflos. Dabei genügen schon geringfügige Anlässe, beispielsweise dass ihm etwas verweigert wird. Manchmal gibt es überhaupt keinen erkennbaren Auslöser. Seine Mutter berichtet: „Selbst wenn er in einer solchen Trotzsituation bekam, was er wollte, hat ihn das erst recht in solche Wut versetzt, dass er einige Male in sein Zimmer gerast ist und angefangen hat, alles durcheinanderzuschmeißen, alle Spielsachen, die er aufgebaut hatte, wieder zu zerstören, in die Ecke zu werfen, Bücher aus dem Regal zu kippen, ganze Kisten mit Spielsachen vor seine Türe zu kippen. In einem Fall ist es so weit gekommen, dass er sein Regal kurz entschlossen mit einer immensen Anstrengung auf den ganzen Spielzeughaufen draufgeschmissen hat. Und dabei hat er furchtbar gebrüllt und war zornig und laut und war durch nichts davon abzuhalten. Und wenn dann alles vorbei war, dann saß er in einer Ecke und hat geweint."

Was an Uli außerdem auffiel, war sein Hang, phantastische Geschichten zu erzählen. Oft hatte er etwas ganz Besonderes gesehen, oder er spielte in seinen Erzählungen eine wichtige Rolle, und oft kamen darin Uniformträger vor. Wenn er von seinen Abenteuern berichtete, strahlten seine Augen, und es war spürbar, dass er sich in solchen Momenten glücklich und stark fühlte. Auf andere Kinder machte er damit allerdings eher den Eindruck, ein kleiner Angeben und Wichtigtuer zu sein, als dass sie ihn bewunderten. Zweifelte jemand an dem Wahrheitsgehalt seiner Geschichten, reagierte er wie von der Mutter geschildert.

Alles hätte er in solchen Momenten kaputt schlagen können, und er tat es auch, wenn man ihn nicht mit Gewalt daran hinderte. Dann wollte er sich oft regelrecht selber wehtun, indem er etwa den Kopf gegen die Wand schlug. Begleitet wurde alles von fürchterlichem Schreien und Heulen.

Aber dann war die Wut auf einmal weg. Die Gefühle, die jetzt aufkamen, waren noch viel schrecklicher, vor allem weil sie Uli nicht benennen konnte: Angst, Schuldgefühle und vor allem Scham waren für ihn kaum mehr auszuhalten. Uli konnte jetzt nur noch still vor sich hin weinen. Oder er wollte sich verkriechen. Wenn er das dann tatsächlich tat, machte er die Eltern nur noch hilfloser.

Auf dem Höhepunkt dieser Entwicklung erzählte Uli von zwei Träumen: „Ich habe geträumt, ich habe einen Adler aus seinem Käfig herausgelassen. Der ist ganz hochgestiegen. Dann habe ich ihn am Schwanz gepackt und dann wieder in den Käfig gesperrt.“ – „Ich hab ein Osterei in der Hand gehalten. Und da hab ich es zerdrückt. Da hab ich furchtbar weinen müssen.“

Wie die Träume auf die Eltern wirkten

Uli erzählte die beiden Träume zu einer Zeit, als sich vor allem die Mutter völlig hilflos fühlte. Sie glaubte, alles getan zu haben, Uli und seine schrecklichen Wutanfälle zu verstehen und dem Jungen aus seiner chronischen Wut herauszuhelfen. Mittlerweile war sie aber nur noch verzweifelt und spürte, dass Uli ihre Liebe zu ihm auf eine mächtige Zerreißprobe stellte. Tatsächlich begann sie sich immer häufiger über die Phantastereien ihres kleinen „Machos" zu ärgern. Aber sie wollte sich nicht ärgern, war immer lieb und wünschte Harmonie. So fühlte sie sich den aggressiven Attacken des Jungen schutzlos ausgesetzt, und darum hatte sie auch von Anfang an zu wenig Grenzen setzen können. Über Ulis Träume war sie verblüfft. Die Bilder berührten sie sehr. Sie nahm mit einem Male die andere Seiten des Jungen wahr, für die sie schon beinahe blind geworden war: Sie sah seine Ängste, schwach und unterlegen zu sein, aber auch seine Neigungen, sich selber zu bestrafen und zu verletzen.

Ulis hochfliegende und phantastische Gedanken konnte sie im Bild des Adlers gut erkennen. Auch seine Befürchtung, der Adler könne wegfliegen, konnte sie gut erkennen. Uli wurde ja wegen seiner Phantastereien immer weniger ernst genommen. Sein Wunsch, diese Größenphantasien zu beherrschen und den Adler darum in den Käfig zu sperren, zeigte, wie sehr Uli aus der jetzigen Situation rauswollte, ließ aber auch deutlich werden, wie gewaltsam er mit sich selber umging. Und der zweite Traum demonstrierte, wie sehr Uli in eine Sackgasse geraten war. Berührt er inzwischen etwas, dann macht er es auch schon kaputt.

Ulis Mutter sagte überhaupt nichts zu den Träumen, und trotzdem bewirkten sie schon eine wesentliche Veränderung in der Beziehung. Die Bilder von seiner Hilflosigkeit und der Gewalttätigkeit im Umgang mit sich selber hatte ihre Angst vor Ulis Wutausbrüchen kleiner werden lassen. Sie konnte Uli jetzt als den kleinen Jungen sehen, der er auch war. Hilflos, schwach, ein kleines Kind, das noch Halt suchte, aber Hilfe nicht annehmen konnte. Denn würde er sie akzeptieren, würde ihm das ja seine „Schwäche" erst richtig deutlich machen.

Psychologischer Hintergrund

In Ulis Träumen lassen sich zwei Ebenen erkennen. Der erste Traum, ein wenig phantastisch und grotesk, beschreibt auch Ulis Faszination von Lustempfindungen und Erektion. Die Angst siegt allerdings über die Lust, und so wird der Adler wieder in den Käfig gesperrt. Die angstmachenden Triebimpulse werden auf diese Weise wieder beherrscht. Vor diesem Hintergrund folgt in Ulis zweitem Traum auch schon die Strafe auf dem Fuß: Berühren, das zieht Beschädigung nach sich. Und die Angst wird schließlich so groß, dass Uli aus dem Schlaf erwacht.

Die zweite Ebene dieses Traumes hat viel deutlicher mit Ulis jetzigen Schwierigkeiten zu tun. Es geht um Macht und Ohnmacht, um Angst und Wut und letztlich um Anklammerung und Verselbständigung. Ulis Phantastereien – im Bild des aufsteigenden Adlers wunderschön symbolisch dargestellt – müssen ihm offensichtlich helfen, seine Gefühle von Angst und Hilflosigkeit zuzudecken. Gerade weil er sich so häufig ohnmächtig erlebt, muss er sich in seinen

Phantasien als groß und stark erleben. Aber dieses künstlich hergestellte Selbstwertgefühl ist leicht zu erschüttern. Und um das Gefühl von Schwäche nicht länger aushalten zu müssen, reagiert Uli mit einer zerstörerischen Wut, wie wir sie aus dem Märchen vom Rumpelstilzchen kennen. In der Literatur sind sehr schöne Beispiele jener →*„narzisstischen Wut“* zu finden, etwa der Michael Kohlhaas von Heinrich von Kleist.

Auch Kapitän Ahab, der den Moby Dick so lange verfolgt, bis er ihn sowohl tötet, als auch mit ihm untergeht, ist ein eindrucksvolles Beispiel, wie Dichter meist besser als Psychologen menschliche Reaktionsweisen zu beschreiben wissen.

Uli macht sich also auch ständig schuldig, wenn er in seine Wut und Raserei verfällt, wie sein schlechtes Gewissen verrät. Im Bild, wie er die Ostereier beim Anfassen zerstört, wird deutlich und klar, dass er sich letztlich selbst beschädigt. Viel deutlicher als dies in der Realität zu sehen war, macht das Uli so traurig, dass er „furchtbar weinen musste“. Die beiden Träume von Uli lassen deutlich werden, in welch tiefer Krise sich ein Kind während der Trotzphase befindet, wenn es sich von seinen Eltern lösen und verselbständigen will. Trennungsängste und Anklammerungswünsche stehen im krassen Gegensatz zu den Wünschen nach Größe und Selbständigkeit und bewirken empfindliche Kränkungen. Dies führt dann nicht selten zu den genannten eruptiven Wutausbrüchen. Uli war es besonders schwer gefallen, selbständig zu werden und aus der Trotzkrise herauszufinden, weil seine Mutter glaubte immer nachgeben zu müssen. Weil sie Konflikte und Auseinandersetzungen zu umgehen suchte, indem sie alle Wünsche des Kinder zu befriedigen zu suchte. Bezeichnend ist ihr Satz zu Beginn: Selbst wenn Uli das bekam, was er haben wollte, hat ihn das erst Recht in Wut versetzt. Damit unterdrückte sie eigentlich erst recht Ulis Selbständigkeitsbestrebungen und machte ihn hilflos. Ein Teufelskreis begann. Die beiden Träume Ulis ließen die Mutter etwas von ihrer Beteiligung am Problem empfinden. Hatte sie, weil sie in der Auseinandersetzung „nicht oder zu wenig spürbar" gewesen war, den Prozess der Verselbständigung erst verlängert?

Ich würde mir wünschen, dass bei sozialen Störungen, wie sie Uli entwickelt, die Problematiken eines Jungen gründlich verstanden würden. Bei solchen und ähnlichen Störungen wird leider rasch die unsägliche Diagnose ADHS ins Spiel gebracht.

Melanie hat einen „bösen" Traum

Traumgeschichte und familiärer Hintergrund

Melanie war fünf Jahre und drei Monate alt, hatte blonde Haare, blaue Augen und war ein zartes und sensibles Kind. Sie hing sehr an ihrer Mutter, malte, bastelte, nähte und kochte mit ihr, wann immer sie konnte. Ansonsten ging sie leidlich gern in den Kindergarten und spielte häufig mit ihrem Freund Uli. In der vergangenen Zeit verschaffte sich Melanie jeden Abend vor dem Einschlafen sexuelle Wonnen, indem sie ekstatisch auf ihrem Stoffbären ritt, so dass das Bett regelrecht schaukelte.

Eines Nachts schreckte Melanie aus einem Angsttraum hoch. Sie war tränenüberströmt, und der herbeigeeilte Vater musste ihre Hand festhalten, bis sie wieder eingeschlafen war. Am nächsten Morgen erzählte sie auf Fragen des Vaters, sie habe einen „bösen“ Traum gehabt, und in letzter Zeit seien häufig böse Träume gekommen. Allerdings weigerte sie sich energisch, einen solch „bösen“ Traum zu erzählen, weil er ja sonst „wiederkommen“ würde.

Der Traum und wie Melanies Vater mit der Verweigerung umging

Es ist ein typisches Verhalten von kleinen Kindern, dass sie zu bestimmten Zeiten fest an die Macht des Gedanken glauben: Denken und Wirklichkeit sind für sie nicht unterschieden. Wenn Melanie den Traum erzählt, so fürchtet sie, dann kommt er wieder mit all seinen Schrecken (→*magisch-animistisches Denken*)! Überreste dieser kindlichen Reaktion finden sich auch bei uns Erwachsenen, wir brauchen dabei nur an die weite Verbreitung bestimmten Aberglaubens zu denken (z. B. „Wenn man vom Teufel spricht, dann kommt er“, weshalb in manchen Gegenden der Teufel nur mit Euphemismen – Beschönigungen – wie etwa der „Gottseibeiuns“ oder ähnlich benannt wird).

Nach einiger Zeit fragte Melanie den Vater, ob er früher auch böse Träume gehabt habe, und will wissen, wie diese wohl gewesen sind. Der Vater erzählte der Tochter von eigenen Angstträumen. Melanie atmet auf und wirkt entlastet. Wenn der große Papa auch solche Angstträume überstanden hat, können sie vielleicht doch nicht so schlimm sein. Hätte der Vater gedrängelt, ob mit „liebevoller“ oder erpresserischer Gewalt („Wenn du ihn mir erzählst, kaufe ich dir etwas Schönes“) oder mit direktem Druck die Tochter zu beeinflussen, gesucht, Melanie hätte bestimmt abgeschwächt, heruntergespielt – oder: Sie hätte ihn vergessen. Aber weil sie offenbar spürte, dass es dem Vater darum ging, ihr zu helfen, erzählte sie nach einigem Zögern den Traum: „Einmal hab ich geschlafen. Erst Kaba getrunken. Bin eingeschlafen. Dann hab ich geträumt, dass Räuber kommen sind. Und dann haben sie einen Schlauch geholt. Bett zusammengeschmissen und sind dann auf der Leiter rumgelaufen. Und dann hab ich schnell ein Buch geholt. Hab sie gehauen. Sind sie fort, haben einen Schlauch geholt und haben mich angesprüht mit dem Schlauch. Und dann bin ich schnell davongerannt. Hab's der Mama gesagt, ist sie kommen, hab ich der Polizei angerufen. Ist sie kommen, hat die Räuber ins Gefängnis. Und dann hab ich zuguckt."

Bei aller Dramatik, einstürzendem Bett, mit Schlauch sprühenden Räubern, Polizei – der Traum amüsierte den Vater sehr. Eigentlich hätte er – nach Melanies vorherigen Ängsten – einen ganz anderen Angsttraum erwartet, viel düsterer und bedrohlicher. In dieser Traumgeschichte ging es jedoch lebendig und geradezu lustvoll zu. Aber genau das war es halt auch, was Melanie zu ängstigen schien. Dass er ihren Traum hochinteressant fand, das schien Melanie wohl zu gefallen. Sie wirkte nach der Traumerzählung sehr erleichtert und entspannt, denn wenn er andererseits dem Vater gefiel, würde er schon nicht so schlimm sein.

Psychologischer Hintergrund

Melanies Traum ähnelt sehr dem Traum von Christian, dem ja ein Räuber ein langes Rohr stehlen wollte. Es handelt sich um für diese Altersstufe sehr typische Träume, was Sie sicher bestätigen können, falls ihr Kind ihnen ab und zu auch mal einen Traum erzählt. Melanies Traum wirkt – im Gegensatz zu den bisherigen gehörten – ein bisschen phantastisch und grotesk. Wohl weil die zugrundeliegenden Motive zu konflikthaft sind, mussten sie verkleidet, entstellt werden. Vor dem Hintergrund der kindlichen Triebentwicklung können wir allerdings versuchen, den Traum zu entziffern. Da gibt es viele Räuber. Die schmeißen ein Bett zusammen. Dafür werden sie gehauen, darauf spritzen sie gar mit dem Schlauch, und schließlich werden sie von der Polizei ins Gefängnis geworfen, was offensichtlich mit Genugtuung beobachtet wird. Typisch für das Alter des Mädchens sind aggressive und erotische Wünsche und Phantasien und daraus herrührende starke Schuldgefühle. Wir haben ja erfahren, dass Melanie zur Zeit dieses Traumes fast jeden Abend masturbierte, dass das Bett regelrecht schaukelte. Die Räuber die im Traum mit Schläuchen spritzten, können wir als aggressiv-sexuelle Triebanteile übersetzen, als jene Wünsche, die sich auf den Vater richten und ihr so großen Angst machen, weil sie mit Eifersucht auf die Mutter (und deshalb Angst vor Verlust der Mutter) einhergingen. Melanie wollte die Liebe der Mutter nicht verlieren und lief darum im Traum zu ihr, bevor sie die Polizei holte, die wir als die Instanz ansehen können, mit deren Hilfe Melanie der angstmachenden Triebimpulse Herr wird: Zum Schluss kann sie zuschauen. Die Gefahr ist gebannt.

Im Zentrum der Träume der Vier- bis Sechsjährigen stehen oft die Ängste, die durch die erotischen Wünsche in Bezug auf Vater (bei Mädchen) und Mutter (bei Jungen) vor der Strafe und dem Verlust des anderen Elternteils entstehen. Die unerschütterliche Zuwendung des „Konkurrenten“ ist dabei die beste Hilfe. Dieser Prozess kommt im Allgemeinen im Alter von sechs bis sieben Jahren zu einem gewissen Abschluss. Durch die Einschulung werden nun auch die Interessen des Kindes auf die Welt außerhalb der Familie in stärkerer Weise als bisher gelenkt. So kommt es aus inneren und äußeren Gründen zu einer relativen Beruhigung von sexuellen Phantasien und Betätigungen. Im Allgemeinen werden deshalb auch die Angstträume seltener, vorausgesetzt, die kindlichen Konflikte wurden einigermaßen gelöst.

Im Traum das Zimmer leer geräumt ...

Der familiäre Hintergrund

Die folgende Geschichte trug sich zu, als Melanie fünfeinhalb Jahre alt war. Bei mehreren Kindern im Kindergarten war eine fieberhafte Darmgrippe aufgetreten, und auch Melanie war mit dabei. Das wäre nun nicht weiter schlimm gewesen, aber am Samstag wollte die Familie in den Urlaub fahren – ein Ferienhaus in F. war schon gemietet. Melanie kennt den Ort und hat sich sehr darauf gefreut, denn im letzten Jahr war die Familie schon einmal dort.

Nun liegt sie ganz bleich mit großen Augen im Bett, hat Fieber, und alle Familienmitglieder sind traurig. Nicht nur weil die kleine Melanie krank ist, insgeheim natürlich auch, weil der ganze schöne Urlaub ins Wasser zu fallen droht.

Die Traumgeschichte und wie die Mutter mit der träumenden Melanie umging

In der folgenden Nacht schläft das Mädchen sehr unruhig, muss mehrmals auf die Toilette, möchte trinken, erbricht.

Nach einiger Zeit fängt sie an, laut zu weinen, und ruft nach der Mutter. Ganz bleich sitzt sie in ihrem Bett und heult herzzerreißend. Für Kinder ist es oft schwieriger als für Erwachsene, zwischen dem Traumleben und der Wirklichkeit zu unterscheiden, aus dem Traum in die Wirklichkeit zurückzufinden. Eine Verstärkung der gewohnten Umweltreize übt deshalb meist schon eine hilfreiche Wirkung aus: Melanies Mutter macht erst einmal das Licht an, nimmt das Mädchen in den Arm, so dass es die Körperwärme spürt und nicht mehr das Gefühl hat, allein zu sein. Sie spricht beruhigend zu der Kleinen, singt ihr ein Lied vor, und wenig später sind Melanie die Augen wieder zugefallen. Die Mutter lässt die Tür einen Spalt offen, damit etwas Licht hineinfällt, doch das Mädchen schläft jetzt durch. Und am nächsten Morgen erzählt es: „Heute Nacht hab ich geträumt, wir sind in F. angekommen. Aber das ganze Haus war leer. Es waren keine Möbel drin zum Wohnen. Da mussten wir wieder heimfahren."

Psychologischer Hintergrund

Von Melanie habe ich bereits einen Angsttraum vorgestellt, in dem Räuber sie mit einem Schlauch anspritzten, ein Beispiel dafür, wie kleine Mädchen sich mit ihrer Sexualität auseinandersetzen. Es wäre allerdings ein Missverständnis, anzunehmen, es gäbe keine alltäglichen Konflikte in den Träumen der Kinder. Vielmehr sind sie sogar in der Überzahl, wie auch neuere Untersuchungen nachweisen konnten. Nur werden sie seltener erzählt, weil sie dem Kind oft als banal und langweilig erscheinen.

In diesem Traum geht es um ganz alltägliche Konflikte.

Wenn man annimmt, dass Melanie sich in dem Traum einen Wunsch erfüllte, dann mutet die leere Wohnung am Ferienort zunächst merkwürdig an. Aber nur auf den ersten Blick. Bei genauerem Hinsehen erscheint es sogar zwingend notwendig, dass die Wohnung im Traum leer ist, denn dann braucht man ja gar nicht erst hinzufahren. Dann können alle genauso gut gleich hierbleiben, und Melanie darf mit gutem Gewissen krank bleiben; dann ist sie nicht mehr „schuld" daran, dass die Urlaubsreise ins Wasser fällt.

Weil sie die Eltern so gerne hat, ist ihre Angst auch sehr groß, die Liebe der Eltern zu verlieren. Und Melanie hat sehr wohl gespürt, auch wenn man ihr es nicht direkt gezeigt hat, dass ihr ein leiser Vorwurf gemacht wurde, wenn der schöne Urlaub ihretwegen nicht stattfinden sollte. Insofern scheint der Konflikt im Traum gut gelöst worden zu sein: Ich bin nicht schuld daran, dass es keinen Urlaub gibt, und verliere deshalb auch nicht die Liebe meiner Eltern, denn die Wohnung war ja leer. Trotzdem war der Traum offenbar höchst unlustvoll mit Angst und Schrecken verquickt. Dies rührt daher, dass die Wunscherfüllung im Traum trotz allem nur unvollkommen gelang. Die bei Melanie offenbar sehr starken Schuldgefühle setzten sich zu nachdrücklich durch. Sie ließen sich auch durch die Vortäuschung der leeren Wohnung in F. absolut nicht beschwichtigen, und deshalb ist die Wunscherfüllung missglückt. Das Mädchen erwachte, weil die Angst immer größer wurde.

Wie der Traum das Bewusstsein der Eltern veränderte

Durch den Traum und das damit verbundene angstvolle Erwachen erkannten die Eltern, wie schwer die Schuldgefühle das Mädchen drückten. Denn die Eltern hatten es ja laut und deutlich ausgesprochen: Ob und wann in den Urlaub gefahren würde, das musste davon abhängen, wann „die Kleine“ wieder ganz gesund sein würde.

Ansonsten würde man lieber verzichten. Damit aber hatte man ihr die ganze Verantwortung für die Zufriedenheit der Familie aufgebürdet, und das lastete zentnerschwer auf ihr. Der Traum bewog nun die Eltern, anders zu entscheiden: Darmgrippe hin, ärztlicher Rat her – das Auto wurde so hergerichtet, dass Melanie bequem drin liegen konnte, und die Familie fuhr zum ausgemachten Termin ins Ferienhaus. Schon am nächsten Tag war das Mädchen fieberfrei, wenig später ganz gesund, und die Familie verlebte einen erholsamen Urlaub.

Junge werden – Zwischen grandiosen Phantasien und Ängsten

Ich habe im Kapitel zwei begonnen, über die Träume der Vorschulkinder zu berichten und mit einer Traumserie der zweijährigen Lena begonnen. Beschließen will ich das Kapitel über die Träume der Vorschulkinder mit einer Traumserie des fünfjährigen Vincent, die seine Mutter notiert hat. Vincent ist ein kluger und wissbegieriger Junge. Mit Vergnügen spielt er mit seinen Freunden Lego, angefangen von „Lego City“ bis hin zu „Lego Star Wars“. Er baut Polizeistationen, Kriegsschiffe, Häuser, Türme, am liebsten die gesamte Lego Welt und spielt auch gerne in Rollenspielen den Polizist, den Kämpfer im Weltraum oder den Feuerwehrmann. Wie bereits erwähnt, können Vorschulkinder Phantasien von Erlebnissen in der Realität noch nicht ausreichend trennen, in Vincents Erzählungen mischen sich also auch mal altersgerechte, phantastische Übertreibungen.

Begeistert geht er in den Kindergarten, dort ist er ein begehrter Spielkamerad, denn Vincent ist einfühlsam und hilfsbereit. Das ist bei Jungen keine Selbstverständlichkeit, denn in Vincents Alter sind bereits erhebliche Geschlechtsunterschiede zwischen Mädchen und Jungen zu erkennen: Kleine Jungen setzen ihren Körper stärker ein als Mädchen, wenn sie etwas erreichen wollen, und sie zeigen weniger Empathie und mehr Egoismus. Vierjährige Jungen zeigen bei ihren Rollenspielen doppelt so viel Aggression, und ihre Rollenspiele sind oft mit körperlichen Aktivitäten verbunden, was von den so gut wie immer weiblichen Erzieherinnen nicht selten misstrauisch beäugt wird. In Vincents Alter entwickelt sich ganz entscheidend die Identität, ein Junge zu sein. Das Testosteron liefert dazu die notwendige Energie, denn davon haben Jungen viel mehr als die Mädchen. Jetzt entsteht das Selbstwertgefühl, das Wissen, zu einem bestimmten Geschlecht zu gehören. Es ist darum eine Zeit voller Zeigelust, Machtbedürfnisse und Wichtigtuerei, aber auch von Unsicherheiten und Ängsten, denn das Selbstwertgefühl ist noch leicht zu erschüttern. Bei vielen erwachsenen Männern bleibt das so.

Kann ein Junge diese Phase nicht gut bewältigen, so mangelt es ihm später an Fähigkeiten, energisch ‚zuzupacken', und er besitzt zu wenig aggressive Ich-Durchsetzung. Männlichkeit entsteht *zunächst* in den Augen der Mutter. Ihr aufwertender oder im ungünstigen Fall entwertender Blick entscheidet. Der Junge muss als kleiner Mann bestätigt werden, dessen Geschlecht seiner Mama gefällt. Zur

Identifikation braucht der Junge allerdings einen Mann, in der Regel natürlich den Vater, denn Jungen profitieren vor allem von der Aktivierung des Erkundungssystems, für dessen Förderung vor allem Männer, Väter zuständig sind.

Zwischen grandiosen Phantasien und Ängsten bewegen sich auch die Träume der Jungen. Und natürlich mischen sich auch unter die Traumerzählungen Phantasien. Wie bereits erwähnt, sind die Übergänge zwischen Traumbericht, Tagtraum und im nach hinein produzierten Erfindungen und Ausschmückungen bei Kindern in diesem Alter, bei Jungen ganz besonders, fließend.

Hier Vincents Träume: „Ich habe von meinem Roboter geträumt." Vincent hat von seinem Vater einen kleinen Roboter geschenkt bekommen, der sich fernsteuern lässt. Den hat er am „Mitbringtag" auch in den Kindergarten mitgenommen, um ihn stolz vorzuzeigen. Fast alle Jungen sehnen sich nach Fernsteuerungen, bei Autos und Flugobjekten und natürlich bei einem Roboter. Mit einem Maschinenmenschen lässt sich sowohl Macht ausüben, als auch Kontrolle. Darum sind Jungen im Alter von Vincent auch von der Welt in „Star Wars" so fasziniert, weil es dort um grenzenlose Macht im Weltraum geht, um stark und schwach, um Gut und Böse.

Ein weiterer Traum von Vincent: „Ich war ein Pirat auf einem Schiff. Andere Piraten haben gegen uns gekämpft, aber wir haben gewonnen. Die guten Piraten haben gewonnen." Auch hier geht es wieder um die guten und die bösen Mächte, um ungezügelte Männlichkeit, um Stärke und Bewunderung. In die gleiche Kategorie gehört auch ein Traum, in dem Vincent im Weltraum unterwegs war.

Und schließlich: Ich habe geträumt, dass ich auf einer Wolke gesessen bin und runter geschaut habe. Mehr geht wohl nicht. Ikarus ist in Sonnenhöhe angelangt. Doch Wünsche nach Größe und Bewunderung, nach grenzenloser Machtausübung können auch ängstigen und einen Absturz einleiten.

Nur wenig später kommt er nachts ins Bett der Eltern und sagt der Mutter, dass er einen schrecklichen Traum gehabt habe: „Lava ist aus einem Vulkan über mich gelaufen." Nun kann man sich fragen, was ein fünfjähriger Junge von Vulkan und Lava weiß. Lego und Playmobil liefern inzwischen Abbildungen aller Realitäten, es mischt sich im Traum aber auch Phantasie unter die Wirklichkeiten. So gibt es da einen Vulkan, der Lava speit und unter dem sich Saurier aller Art tummeln – genau diesen besitzt Vincent. Wie wir schon wissen, sucht sich das Unbewusste Reste aus dem Alltag, um Traumbilder zu schaffen, die den vorherrschenden Konflikt widerspiegeln. Am Tag danach kommt es dann ganz dick: Vincent kommt wieder ins Bett der Eltern und erzählt erneut einen Traum, der ihn geängstigt hat: „Monster wollten mich fressen".

Auch diese grandiosen Ungeheuer hat Vincent Spielsachen und kleinen Filmen abgeguckt und in sein „Kopfkino" eingebaut. Darum soll an dieser Stelle gesagt werden: Nicht das Spielzeug macht Angst, sondern die Probleme der Entwicklung sind groß. Es ist halt nicht immer leicht, groß zu werden. In Vincents Alter werden vor allem übermächtig aussehende und übermäßiges leistende Maschinen wie Bagger, Feuerwehr- und Polizeiautos, große Flugzeuge, Schiffe oder gar Panzer, Kanonen und Gewehre leidenschaftlich geliebt. Immer wieder wird es jedoch kritisch gesehen, wenn Jungen mit Pistolen spielen, in Kindergärten, Schulen, bei Freizeiten. Übersehen wird bei solchen kritischen Einwänden, dass die Waffen von den Jungen in spielerischer, also *symbolischer Weise*, in einem „Als-Ob-Modus" verwendet werden. Kein Diktator hat später einen Krieg begonnen, weil er in seiner Kindheit zu viel mit Wasserpistolen gespielt hatte.

Abschießende Gedanken zu den Träumen der Vorschulkinder

Wir sind ausgezogen, die Träume von kleinen Kindern zu verstehen, und haben Schicksale gefunden und eine Reihe von Problemen, die alle Kinder gemeinsam haben.

Es stimmt natürlich, dass die Traumerzählungen der kleinen Kinder einfach sind, kurz und klar. Ob ihre Träume wirklich so kurz sind, wissen wir nicht, da wir ja auf die Traumberichte angewiesen sind. Und die Traumerzählungen der Kinder sind so aufgebaut, wie es ihre Denkstruktur leisten kann. Die Kürze, die einfache Struktur bedeuten nicht, dass in den Träumen weniger enthalten wäre. Die Träume der kleinen Kinder sind stark verdichtet, wie der Traum von Michael zeigte. In einem einzigen Traumbild können darum mannigfaltige Konflikte enthalten sein. Dies gilt natürlich auch für die – vermeintlich – schlichten offensichtlichen Wunscherfüllungen in den Träumen der Kinder.

Vielleicht hat Sie überrascht, dass die kleinen Kinder so wenig von der Beziehung zu den Eltern träumen. Es sind meist stark symbolhafte Bilder, Märchenfiguren und vor allem Tiere, welche die Träume bevölkern: Räuber, Piraten, Zwerg, Tiger, Schaf, das „Fasstier", Adler kamen in den zuvor beschriebenen Träumen vor. Es sind dies die gleichen Wesen, die im Kasperletheater und in den Volksmärchen vorkommen.

Das Tier bedeutet für das Kind eine Brücke von innen nach außen, und es ist darum für die Kinder eine wichtige Symbolfigur (siehe auch das Kapitel VII, S. 191, über die Tierträume). Sowohl für die Elternfiguren als auch für die eigenen Anteile. Kinder können sich noch nicht mit ihren eigenen Konflikten auseinandersetzen, sie brauchen dazu „Symbolfiguren".

Die ersten Träume der Kinder machen die Eltern auch auf deren eigenen Probleme aufmerksam: Auf ihr Festhalten-Wollen und ihr Nicht-loslassen-Können wie etwa im Traum von Michael. Aber auch darauf, dass sie Ersatz für einen Partner oder einen bestimmten Persönlichkeitsanteil sein können, wie Eva es für ihre Mutter war. Kinder können aber auch zeigen, dass sie gelegentlich von den Eltern überfordert werden, wie es Melanie mit ihrem „Urlaubstraum" tat.

Immer wieder zeigt sich in den Träumen aber auch der jeweilige Entwicklungsstand, sowohl im Bereich der körperlichen und seelischen Entwicklung, der Triebe als auch im Beziehungsbereich. Parallel dazu ist jedoch auch der ganz persönliche Konflikt dieses Kindes in dem Traumbild enthalten. Er kann sich erst im Kontext mit den Informationen aus Lebensgeschichten erschließen.

Warum wird immer wieder behauptet, die Träume der kleinen Kinder wären schlichte Wunscherfüllungen, Abbilder des Alltags und darum uninteressant? Weil sich ihr ganzer Reichtum erst im Dialog mit einer Bezugsperson erschließen kann, von der das Kind Verständnis für seine Wünsche und Probleme erwartet.

Kapitel IV

Die Träume der Sieben- bis Zehnjährigen

Zentrale Konflikte zwischen dem siebten und zehnten Lebensjahr

Eine Trennung nach Lebensjahren hat selbstredend immer etwas Willkürliches. Kinder können immer wieder in bereits überwunden geglaubte Verhaltensweisen zurückfallen. Manche Konflikte aus den ersten Lebensjahren können aber auch – vor dem Hintergrund der jeweiligen Lebensgeschichte – erst in späteren Zeiten auftreten.

Die Einschulung markiert einen ganz entscheidenden Einschnitt im Leben der Kinder. Jetzt zeigt es sich, ob es dem Kind gelungen ist, sich genügend von den Eltern abzunabeln und Selbständigkeit zu entwickeln. Auch unter idealen Bedingungen ist es möglich, dass die neue Welt voller Anstrengungen und neuer Pflichten, verdrängte Ängste spürbar werden lässt und, dass die „Schwelle Schulbeginn“, gelegentlich eine sehr hohe, manchmal aber auch eine zu hohe sein kann. *Jedes* Kind kann jetzt Reaktionen zeigen, sensible Kinder ganz besonders. Trennungsängste können manifest werden, sogar eine Schulphobie kann sich langsam entwickeln.

Das Kind macht viele neue Entdeckungen außerhalb der Familie und die Freundschaften mit gleichaltrigen Mitschülern gewinnen an Bedeutung. Wissbegierde, Neugier des Kindes sind weiterhin erstarkt, die Lernanforderungen stellen eine Herausforderung für das Kind dar, denen es sich in der Regel gerne stellt.

Die Trauminhalte dieser Altersstufe entstammen jedoch im Wesentlichen der familiären Umgebung. So werden wir im Folgenden von Geschwisterrivalität (Lukas Traum, S. 82) erfahren und vor allem von der Auseinandersetzung mit Mutter und Vater (Paul, S. 87, Ben, S. 96 und Noah, S. 101).

Loslösung und Individuation sind keineswegs mit dem Eintritt in die Schule bewältigt. Der Kampf mit der einst festhaltenden Mutter und die Befreiung aus ihrer Umklammerung sind auch noch wichtige Traumthemen bei den Sieben- bis Zehnjährigen. Im Folgenden möchte ich darum zwei Beispiele voranstellen. Anders als in diesem Buch üblich, verzichte ich auf den persönlichen und familiären Hintergrund. Zeigen möchte ich auch, dass die Symbolik keineswegs immer nur aus der Welt der Märchen und Mythen stammen muss, sondern ganz realistisch sein kann.

Ein neunjähriges Mädchen, das ich hier Marie nennen will, schrieb den folgenden Traum auf: „Es war abends, und ich musste aufs Klo. Als ich mich hinsetzte, rutschte ich aus. Ich fiel ins Klo und schrie. Meine Mutter kam ins Klo und wollte mich herausziehen. Aber sie schaffte es nicht. Dann hat sie mich einfach ganz hinuntergespült. Plötzlich war ich in der Kläranlage und wurde ganz zerfetzt. Auf einmal war ich nicht mehr da."

Zu einer anderen Zeit und an einem anderen Ort teilte ein achtjähriges Mädchen, Mia, seiner Lehrerin den folgenden Traum mit: „Ich hatte einmal einen furchtbaren Traum. Meine Mutti hat einmal gebadet und wollte sich gerade abspülen. Da wurde sie den Abfluss mit runtergerissen und ist in einem Rohr verschwunden. Ich und mein Vater haben sie vergeblich gesucht, aber wir fanden sie nicht. Da fiel meinem Vater ein, dass sie gebadet hatte."

In beiden Träumen geht es ganz offensichtlich um eine Auseinandersetzung zwischen Tochter und Mutter, wobei im ersten Traum die Tochter unterliegt, im zweiten die Mutter.

Von großer Bedeutung sind dabei die eindrucksvollen Bilder, wie Menschen einen Abfluss hinuntergespült werden. Dieses schreckliche Bild, das Kind könnte mit dem Kot hinuntergespült werden, stammt wohl aus der Zeit der frühen Sauberkeitserziehung. Wir können uns die Furcht der Zwei- bis Dreijährigen vorstellen, wenn sie von den Eltern aufs Erwachsenenklo gesetzt wurden. Mit einem gewaltigen Gurgeln und Rauschen verschwindet alles in einem dunklen Abgrund.

Kann da das Kind überhaupt sicher sein, ob ihm selbst nicht auch Schreckliches zustoßen kann? Dabei findet all dies in einer Zeit statt, wo das Kind sich von der Mutter zu lösen versucht und sich trotzig und aggressiv durchsetzen möchte, wo es also um Macht und Ohnmacht geht. Ulis Träume im Kapitel III auf Seite 59 geben einen Einblick in das Problem.

Es herrscht die Vorstellung vor, dass in diesem Machtkampf zwischen Mutter und Kind nur ein Partner überleben kann. Im ersten Traum verwandelt sich die Hilfe der Mutter in ein Wegstoßen und Hinunterspülen, und schließlich wird die kleine Träumerin zerfetzt, ihre Existenz ausgelöscht. Das Traumbild hat einen ausgesprochen sadistischen Charakter, und es spiegelt die ganze Angst wider, in dem Machtkampf zu unterliegen. Anders als beim Fressen oder Gefressen werden in Pauls Hexentraum (auf S. 87) findet die Auseinandersetzung mit der Mutter auf einer späteren Ebene statt.

Auf einer noch späteren Ebene findet die Auseinandersetzung des zweiten Traumes statt: Hier wird die Mutter hinuntergespült, und Tochter und Vater bleiben übrig. Es ist also nicht mehr ein Machtkampf zwischen zwei Personen, sondern es geht um die Beseitigung eines Dritten.

In diesem Zusammenhang sollten wir uns klar darüber sein, dass Angst, Aggressionen und Unlust wichtige Bestandteile unseres Lebens sind. Die Konflikte in den Träumen der Kinder, welche sie mit ihren Eltern haben, sind darum nicht Ausdruck von Fehlentwicklung oder verfehlter Erziehung. Sie zeigen vielmehr, wie sich Kinder aktiv mit alltäglichen Schwierigkeiten auseinandersetzen und in ihren Träumen immer wieder um neue Lösungsmöglichkeiten ringen.

Lukas muss sich durchsetzen!

Traumgeschichte und familiärer Hintergrund

Lukas ist sieben Jahre alt und das Nesthäkchen der Familie. Seine Schwester Susi ist fünf Jahre, sein Bruder Max drei Jahre älter als er. Dieser ältere Bruder ist still, fleißig, zuverlässig, sehr anhänglich. Lukas ist ganz anders, charmant, verspielt, heiter bis verschmitzt und immer zu kleinen Späßen aufgelegt. Er ist ein „richtiger kleiner Sonnenschein“, den alle spontan mögen, und das weiß er auch. Die Eltern sehen, dass Lukas jene guten Eigenschaften angenommen hat, die von seinem älteren Bruder noch nicht „besetzt“

waren. So konnte er neben Max Aufmerksamkeit und Beachtung finden. Lukas sonnige Art und seine Eigenschaft, auf Menschen zugehen zu können, witzige Bemerkungen zu machen, finden spontane Anerkennung bei allen Erwachsenen. Jeder freut sich über ihn, lacht mit ihm und findet ihn ausgesprochen nett. Lukas ist zudem ein kleiner Draufgänger. Bei allen Spielen ist er jedes Mal ganz vorne dabei. Er ist zwar immer der jüngste, gleicht das aber damit aus, dass er bereitwillig alles für die Gruppe tut und keine Angst zeigt. Ist es ein Wunder, wenn Max und Susi oft gar nicht gut auf Lukas zu sprechen sind, ihn niedermachen und manchmal auch ärgern? Für Max ist es zudem äußerst lästig, dass er noch mit Lukas das Kinderzimmer teilen muss, er möchte ihn gerne draußen haben. Da hat Lukas den folgenden Traum:

„Mein Bruder hat die Rollläden im Kinderzimmer heruntergelassen und mich an das Fenster gekettet. Er hat mich nicht nach der Mutter rufen lassen. Dann kam eine Bekannte von uns, und ich fragte: ‚Bist du auch von den Bösen?‘ Sie sagte: ‚Ja!‘ Dann hat mich mein Bruder wieder losgelassen, und ich bin schnell zu der Mutter gerannt.“

Wie die Eltern mit dem Traum umgingen

Die Grundstimmung dieses Traumes berührte die Eltern sehr. Augenscheinlich fühlte sich Lukas sehr hilflos. Auf Nachfragen berichtete er, im Traum auch sehr viel Wut gespürt zu haben. Aber Wut war es nicht allein. Er war wie gelähmt, und er fühlte sich dem Bruder absolut und total ausgeliefert, ehe er dann doch zur Mutter flüchten konnte. Der Traum zeigte einen anderen Lukas, als ihn die Eltern kannten.

Auf die Frage der Eltern äußerte Lukas, die „Bekannte“ nicht gekannt zu haben. Etwas zögernd meinte er schließlich, sie könnte vielleicht so alt wie die Mutter gewesen sein. Von ihr hatte er sich ja zunächst Hilfe erwartet, obwohl er schon misstrauisch war und sie fragte, ob sie auch von den „Bösen“ wäre wie der Bruder. Und sie hatte ihn schließlich – fast wie erwartet – im Stich gelassen. Zwar hatten die Eltern gewusst, dass die beiden älteren Geschwister auf Lukas nicht gut zu sprechen waren, und hatten auch beobachtet, wie er zeitweise von ihnen geärgert und schikaniert wurde. Warum aber erlebte sich Lukas in solch heftiger Weise attackiert? In eine so aussichtslose Situation gebracht, dass er im Traum auf seine Hilflosigkeit nur noch mit Wut reagieren konnte? Die Eltern spürten, dass da noch etwas anderes im Spiel sein musste. Hatte das mit der charmanten und fröhlichen Art von Lukas zu tun und der Leichtigkeit, mit der er die Herzen im Sturm eroberte? Vielleicht wollte Lukas manchmal ganz anders sein, wütend und ärgerlich, und er durfte es nicht? Weil er dann riskiert hätte, dass man ihn nicht mehr liebte? Rannte er, als er befreit war, deswegen so schnell zur Mutter, weil er ihr gleich versichern musste, dass er der alte wäre und nicht daran dächte, anders zu werden?

Anders als bei den Träumen der kleinen Kinder sind die Eltern hier stärker mit Lukas in einen Dialog getreten. Die Einfälle, →*Assoziationen* zu seiner Traumgeschichte gewinnen an Bedeutung für das Verständnis. Zudem ließen die Eltern nicht nur die Grundstimmung des Traumes auf sich wirken, sondern achteten auch auf ihre Gefühlsreaktionen darauf, so konnten sie auf die

Wut von Lukas schließen, ohne dass diese im Traum direkt angesprochen war.

Psychologischer Hintergrund

Es ist unrealistisch zu glauben, Rivalität und Eifersucht zwischen Geschwistern seien zu vermeiden. Und man würde den Kindern nichts Gutes tun, wenn man sie nicht lernen ließe, in konstruktiver Weise miteinander zu konkurrieren.

Dass Geschwister um die Gunst ihrer Eltern rivalisieren, ist bekannt und normal. In Michaels Traum vom Schäfle (S. 23), in Steffis Wunscherfüllungstraum (S. 54) ist die Angst, vom neugeborenen Geschwisterchen entthront zu werden, ein wesentliches Traummotiv. Es spielt eine große Rolle, ob jemand zuerst geboren ist, ob die Geschwister vor ihm das gleiche Geschlecht haben et cetera. Lukas ist das jüngste Kind, und er hat auch noch einen Bruder „vor sich". Üblicherweise suchen jüngere Kinder in der Tat – wie Lukas – Nischen, die noch nicht besetzt sind. Es ist auffällig, dass Lukas besonders jene Eigenschaften zeigt, die der ältere Bruder nicht so ausgeprägt darbot. Damit konnte er die Aufmerksamkeit der Eltern stärker auf sich richten, und das war gut so. Auf diese Weise zog er sich aber auch den Unmut seines Bruders zu, der ihn deshalb ärgerte und quälte. Auch das ist durchaus normal. Es zwingt den jüngeren Lukas dazu, sich durchzusetzen. Lukas war überall mit „vorne dran" und wurde akzeptiert Soweit hatte er in der Konkurrenz mit seinem Bruder keine größeren Probleme.

Was war nun Lukas zentraler Traumkonflikt? Sicherlich erlebte er sich vom Bruder und der Schwester attackiert und zurückgedrängt. Aber warum als so sehr isoliert und entmachtet? Einen Hinweis darauf gibt Lukas Beschreibung der Frau, die ja auch zu den Bösen gehört und ihn erwartungsgemäß im Stich lässt. Sie besitzt das Alter der Mutter und verkörpert wahrscheinlich die negative Seite der Mutter. Sie kümmert sich nicht nur nicht um ihn und seine Nöte, sondern sie kooperiert sogar mit den Bösen. Denn die Eltern waren ja inzwischen tatsächlich so auf ihren kleinen Sonnenschein eingestellt, dass Lukas wirklich schon nicht mehr anders sein durfte. Wurden darum im Traum die Rollläden heruntergelassen, weil es dann keinen Sonnenschein mehr gab? Und fühlte er sich darum so unterdrückt und hilflos, weil er seine dunklen Seiten, Aggressivität, Ärger und Zorn, inzwischen so sehr unterdrücken musste, um seine besondere Position Max gegenüber zu behalten? Tatsächlich war Lukas auch in eine Sackgasse geraten, als er die freien Nischen belegte. Denn auf diese Weise wurde er langfristig an seiner Selbstentfaltung gehindert, weil ihn die Eltern inzwischen so und nicht anders haben wollten. Damit Lukas alle seine Fähigkeiten entwickeln kann, muss er aus seiner Rolle herausdürfen. Dies ist darum inzwischen zum Problem geworden, weil alle ihn ja unbewusst so haben wollen, pflegeleicht und Harmonie verbreitend. Mit seinem Traum hat er den Eltern allerdings signalisiert, dass er sich in seiner Rolle mittlerweile nicht nur unwohl, sondern vor allem gefesselt und hilflos fühlt. Es ist darum notwendig, dass Lukas endlich auch seine dunklen Seiten leben darf, dass er wütend und aggressiv werden kann, ohne gleich befürchten zu müssen, dann die Liebe der Eltern zu verlieren.

Gute Mutter – böse Mutter oder „Kinder brauchen Märchen"

Traumgeschichte und familiärer Hintergrund

Paul ist acht Jahre alt, und er ist das einzige Kind seiner Eltern. Zwei Jahre bevor er zur Welt kam, hatte die Mutter eine Totgeburt gehabt. Deshalb war sie während der Schwangerschaft mit Paul besonders ängstlich und voller Sorge, sie könnte auch dieses Kind verlieren.

Paul kam dann ohne Komplikationen zur Welt. Doch von Anfang an behandelte ihn die Mutter überfürsorglich, hegte, pflegte und umsorgte ihn. Als Paul im Zimmer herumkrabbelte und die Umgebung erkundete, versuchte sie ihn zu schützen, damit er sich nicht weh tun oder gar verletzen sollte. Ihre Ängste, dem Kind könnte etwas geschehen, steigerten sich noch, als der Junge zu laufen begann. Sehr bald entwickelte Paul große Ängste, allein zu bleiben, und bald wollte der Junge jede Nacht in das Bett der Eltern. Dies begann den Vater mehr und mehr zu ärgern, längst sah er die Sorge seiner Frau als übertrieben an.

Der Vater fühlte sich längst vernachlässigt und als überflüssigen „Dritten im Bunde". Er reagierte darauf zunächst eifersüchtig, später gekränkt und zog sich resigniert immer mehr zurück. Zufällig oder auch nicht wurde ihm eine Arbeitsstelle weit weg vom Wohnort angeboten. Er wurde zum Wochenend-Vater, der sich jedoch auch dann als Störenfried erlebte, wenn er heimkam.

Die Schwierigkeiten Pauls, sich von der Mutter zu lösen, blieben und zeigten sich in allen sozialen Schwellensituationen, als er in den Kindergarten kam und als er eingeschult wurde. Jedes Mal wurde es für Paul zum Problem, sich von seiner Mutter zu trennen: Er weinte, klammerte sich an die Mutter und wirkte im Kindergarten und in der Schule still und verträumt. Dies wurde zwar mit der Zeit besser, doch blieb die Mutter weiterhin sein wichtigster Bezugspunkt. Paul ist acht Jahre alt, da hat er in regelmäßigen Abständen folgenden Traum, aus dem er jedes Mal voller Angst erwacht:

„Eine Hexe kommt langsam auf mich zu und will mich auffressen. Ich will fortrennen, aber es geht nicht. Der Hexe kann man nicht entkommen."

Wie die Eltern mit dem Traum hätten umgehen können

Ich weiß in diesem Fall nicht, wie die Eltern mit dem Traum umgegangen sind. Doch es wären verschiedene Ansätze möglich gewesen.

- Erstens hätte die Mutter Paul anregen können, die Hexe zu malen, so, wie es die Mutter von Eva bei deren Traum vom Fasstier vorgeschlagen hatte (s. S. 47).
- Sie hätte dann beispielsweise mit Paul darüber sprechen können, was er an der Hexe so bedrohlich gefunden hatte. Oder sie hätte ihrem Sohn vorschlagen können, wie bei den Senoi (s. S. 53*f.*), eine Geschichte zu seinem Traum zu erfinden. Wie es etwa möglich gewesen wäre, der Hexe doch noch zu entkommen. Welche Chancen bestanden hätten, sie auszutricksen, zu überlisten, indem Hartwig die Initiative ergriffen hätte.
- Und es hätte sich angeboten, mit Paul das Märchen von Hänsel und Gretel zu lesen, es ihm zu erzählen oder es ihn erzählen zu lassen. Die Parallele zu Pauls Traum ist deutlich.

Vielleicht wird jedoch manche Leserin oder ein Leser an dieser Stelle stutzen. Enthalten die Märchen nicht viele Grausamkeiten, die womöglich erst Angstträume nach sich ziehen werden? Tatsache ist jedoch, dass es Hänsel und Gretel gerade gelingt, sich von der bösen Hexe zu befreien. Sie haben somit erfahren, dass es möglich ist, sich in einer gefährlichen Welt auch ohne Mutter und Vater durchzusetzen, also auch als Kind mit den eigenen Ängsten vor dem Alleinsein fertig zu werden.

Märchen sind nicht nur einfache spannende Geschichten, sie sind – wie Christiane Lutz in „Psychologisches Wissen in Märchen“ schreibt – „voll tiefgründigem Wissen über jene Spannungen und Konflikte, wie sie sich bei Eltern und ihren Kindern täglich neu zeigen“. Doch darüber hinaus bietet das Märchen dem einzelnen regelrechte Lösungsmöglichkeiten an, alle seine Entwicklungsmöglichkeiten zu verwirklichen.

Bruno Bettelheim hat das Märchen von Hänsel und Gretel einer ausführlichen psychologischen Deutung unterzogen. So steht das Lebkuchenhaus für eine gute Mutter, die ihren Körper für die Ernährung der Kinder zur Verfügung stellt: Aber in jener Zeit der frühen Einheit mit der Mutter lebt das Kind an der Brust gleichsam in totaler Einheit mit ihr. Es ist noch kein psychisch selbständiges Wesen und lebt darum in absoluter Abhängigkeit. Wird das Kind älter und verbleibt in diesem Zustand, gerät allerdings seine Existenz in Gefahr. Denn dann ist die Hexe darauf aus, die Kinder zu fressen. Im Märchen zwingen diese bösen Absichten der Hexe die Kinder, endlich die Gefahren von Gier und Abhängigkeit zu erkennen. Um zu überleben, müssen Hänsel und Gretel also aktiv werden, so, wie Paul Initiative ergreifen müsste, um sich aus der Fixierung an die Mutter zu lösen und sich weiterzuentwickeln.

Dabei ist es nicht notwendig, die Symbolik des Märchens in allen Details zu verstehen oder diese gar einem Kind „deuten" zu wollen. Allein die Tatsache, dass Eltern ihren Kindern Märchen erzählen, erlaubt ihnen schon, mit ihren Phantasien spielen zu dürfen. Dann dürfen sie sich in der Phantasie auch ganz legitim mit den bedrohlichen Erwachsenen und deren dunklen Seiten auseinandersetzen. Dann könnte auch Paul Strategien entwickeln, wie er die böse Mutter bekämpfen und ihr entkommen kann.

Ein solches Verknüpfen von persönlichen Trauminhalten mit Märchen, Mythen und historischen Parallelen nannte C. G. Jung auch →*Amplifikation.*

Psychologischer Hintergrund

Was hat Pauls Traum mit seiner Mutter zu tun? Er spiegelt die überaus problematische Mutter-Kind-Beziehung wider, wie sie von der Geburt an bis zu diesem Zeitpunkt bestand. Die Hexe verkörpert die negativen und dunklen Anteile der Mutter, welche kleine Kinder nicht freigibt und nicht ins Leben lässt. Sie hält nicht nur Kuchen und Gebäck bereit, damit die Kinder Nahrung bekommen und größer werden. Sie will sie andererseits in den Backofen (das meint den Mutterschoß) stecken, so dass die Kinder wieder eins mit ihr werden sollen. Diese Bedeutung hatte auch die Hexe in der Geschichte von Michael, der vor ihr eine panische Angst entwickelte (S. 23). Sich realitätsgerecht zwischen den beiden Polen „Beschützen" und „Loslassen" zu bewegen gehört für Eltern zum Schwersten. Natürlich muss das kleine Kind erst einmal behütet und beschützt werden, weil es die Gefahren der Welt noch nicht realistisch einschätzen kann. Verhält sich die Mutter in dieser Zeit gleichgültig oder abwartend, so mutet sie dem kleinen Kind zu viel zu. Sie überlässt es zu früh sich selber und schickt es in eine Welt, der es nicht gewachsen ist. Es wird dann irritiert sein, vielleicht voller Angst. In den meisten Fällen wird es seine Angst bedeckt halten, oft mit der Hilfe von Größenphantasien.

War es nicht eigentlich Paul, der sich nicht trennen wollte? Warum erlebte er dann die Mutter als so einengend? Nun hatte die Mutter den Jungen schon von der Geburt an so eingeengt, dass ihm der eigene Raum zum Leben fehlte und er auch nicht ein Minimum an Selbständigkeit entwickeln konnte („Ich will fortrennen, aber es geht nicht“).

Paul fühle sich der Mutter ausgeliefert wie Hänsel der Hexe, die Mutter erdrückt ihn mit ihrer Fürsorge und möchte ihn wirklich „vor Liebe auffressen“. Damit unterband sie aber auch alle aggressiven Regungen bei dem Jungen, welche sich nur noch im Traum bemerkbar machen konnten in Gestalt der bösen Hexe. Paul war es also nicht gelungen, gleichermaßen gute wie böse Seiten der Mutter wahrzunehmen und ein Gesamtbild daraus zu schaffen.

Warum eine Mutter sich so verhält, das kann viele Ursachen haben. Pauls Mutter sieht wahrscheinlich in ihrem Kind eine Fortsetzung ihrer eigenen Person und kann es deshalb nicht als selbständiges Wesen wahrnehmen. Vielleicht sucht sie im Kind auch bereits Ersatz für den Ehemann, der sie inzwischen ja schwer enttäuscht hat. Zwar hat sich dieser von Mutter und Sohn herausgedrängt gesehen. Aber der Vater, verstrickt in Kränkungen und Enttäuschungen, hatte Paul auch nicht geholfen, sich aus den engen Bindungen zur Mutter zu lösen. Vermutlich war der Verlust des vorigen Kindes für Pauls Mutter nur Auslöser und Verstärker solcher Gründe. Bei Müttern, die ihre Söhne „zu sehr lieben", ist die Beziehung zum Partner so gut wie immer problematisch. Um es noch mal zu sagen: Tendenzen zum Festhalten sind wohl in den meisten Menschen vorhanden. Die Geschichte von Paul und seiner Mutter ist keineswegs ein Extremfall, sondern spielt sich zuzeiten bei fast allen Kindern ab. Und die Grenzen zwischen extremem und normalem Verhalten sind fließend. Die Träume unserer Kinder können uns darauf aufmerksam machen, dass unser normales Festhalten wollen für sie bedrohlich wird. So können uns die Träume der Kinder helfen, auf uns und unsere Bedürfnisse zu achten. Denn wir können mit solchen Wünschen nur umzugehen lernen, wenn wir sie bei uns wahrnehmen und als real und damit in gewisser Weise auch als berechtigt akzeptieren – und dabei gleichzeitig sehen, dass eine Realisierung dieser Wünsche auf Dauer unseren Kindern schaden würde.

Gudrun und der „Traumsammler"

Folgender Brief schickte mir Frau W.:

„Gerade an dem Tag, an dessen Morgen mir meine neunjährige jüngste Tochter einen in den letzten Nächten wiederholt aufgetretenen Traum erzählte, entdeckte ich Ihre Anzeige. Hier ist Gudruns Traum, den sie sich weigert, selbst aufzuschreiben. Nehmen Sie bitte daher mit meiner Nacherzählung vorlieb.

Erwähnen muss ich vorher noch, dass Gudrun leider im Laufe des letzten Jahres dreimal schreckliche Erlebnisse mit Männern hatte bzw. davon gehört hat:

1. Vor circa einem Jahr wurden in unserem Stadtteil von einer Straße, die Gudrun kennt, zwei achtjährige Mädchen von zwei Männern entführt und nach sexueller Belästigung mitten in der Nacht etwa 100 km von zu Hause entfernt ausgesetzt.

2. Ebenfalls vor etwa einem Jahr wurde auf dem Schulweg meiner Kinder am Spätnachmittag eine ältere Frau von einem Mann mit einer Drahtschlinge gefangen, gewürgt. Der Mann wurde nur durch die Aufmerksamkeit einer Klassenkameradin, die ihre Mutter und die Nachbarinnen alarmierte, festgenommen.

3. Vor etwa vier Monaten wurden Gudrun und ihre Freundin beim Einkaufen an einem Kiosk von einem Mann belästigt, der sie verfolgte und versuchte festzuhalten.

Jeweils nach den Erlebnissen sprachen wir darüber. Gudrun erwähnte keine besonderen Träume, und ich hielt alles für einigermaßen bewältigt. Erst jetzt, Monate später, berichtete sie mehrmals über Angstträume und bat darum, bei den Eltern im Bett schlafen zu dürfen, weil sie schon beim Einschlafen Angst vorm Träumen hat. Der Traum ist immer ähnlich.

,Gudrun und andere Kinder spielen draußen. Ein Mann kommt mit einem Stock und einem Schlauch, mit dem er sie bedroht. Sie versuchen zu fliehen, aber die Füße sind ganz schwer. Da sehen sie eine Hecke aus Büschen vor sich, durch die sie im Slalom herumrennen. Am Ende der Hecke steht eine Kirche, in der sie Zuflucht nehmen, aber die Tür lässt sich nicht schließen. Als der Mann drinnen ist, taucht plötzlich Gudruns eigener Vater auf. Er sperrt den Mann in eine Kiste. Diese Kiste hat aber Löcher, durch die der Mann immer wieder drohend den Stock hindurchsteckt. Die Angst lässt nicht nach, Gudrun erwacht und erzählt angstvoll den Traum.'

Im Laufe des Tages ließ ich mir den Traum noch einmal schildern und erwähnte Ihre Absicht, ein Buch über Kinderträume zu schreiben. Die Idee gefiel ihr gut, aber sie wollte nicht selbst schreiben.

Das war gestern. Am Abend ging sie in ihr eigenes Bett, und ich versprach, auf Rufen in der Nacht sofort zu kommen. Sie rief nicht, und als ich sie heute Morgen fragte, ob sie gut geschlafen hätte, sagte sie: ‚Ja, und ich habe so schön geträumt. Da war ein großes Feuer, und auf einmal kam der Mann, der die Kinderträume sammelt, der hatte so lange Seile mit. An denen konnten wir uns festhalten und immer ganz weit um das Feuer herumschwingen. Das war richtig schön.'

Kein Kommentar … außer, dass ich froh bin, ihr gestern von Ihren Absichten berichtet zu haben. Ich würde mich freuen, einen kleinen Beitrag zu Ihrer Untersuchung geliefert zu haben und dabei vielleicht auch ein Stückchen Therapie bei der Bewältigung der Angst meiner Gudrun."

Was ich dazu meine

Wie sind Gudruns Träume zu verstehen? Jedes Mädchen setzt sich etwa ab dem Alter von zwei bis drei Jahren mit Sexualität, Aggressivität und dem Männlichen auseinander: An anderer Stelle habe ich das am Beispiel der Träume von Melanie (s. S. 64) und Eva (s. S. 47) aufgezeigt. Auch die Attribute des bösen Mannes kennen wir schon aus ihren Träumen, der Schlauch als *Symbol* für den männlichen Phallus und in diesem Beispiel zudem der Stock. Sie konnten sehen, dass diese Auseinandersetzung meist in einem →*Konflikt* mündet, nämlich dem zwischen lustvollem Erleben und verinnerlichten Verboten. Und diese üben eine →*Zensur* auf die Darstellung aus, so dass die Wünsche nur verschlüsselt dargestellt werden dürfen (vgl. S. 31).

Dieser ganz normale Konflikt hat sich bei Gudrun allerdings dadurch verschärft, dass sie ja viele schmerzhafte Erfahrungen und Erlebnisse mit bösen und aggressiven Männern hatte. So ist das Mädchen in eine Sackgasse geraten: Sexualität und männliche Eigenschaften konnte sie nur noch als zerstörerisch und gefährlich erleben. Entsprechend streng wurden die verinnerlichten Verbote, und entsprechend gefährlich mussten ihr normale erotische Phantasien erscheinen. Dies mündete dann in den stereotypen Angstträumen, aus denen sie jedes Mal erwachte.

Allerdings war da noch der Vater, an dem Gudrun ganz offensichtlich positive männliche Eigenschaften wahrgenommen hatte: Er beruhigt und beschützte sie, und er half ihr, sich vor dem „gefährlichen" Männlichen zu schützen. Aber das blieb ganz augenscheinlich stärker und bedrohlich, so dass Gudrun immer wieder voller Angst aus dem Schlaf erwachen musste.

Die Person des „Traumsammlers", also ich, verstärkte gleichsam die positiven Eigenschaften des Vaters. Ein Mann, der Träume sammelt, so die Phantasie des Kindes, der beherrscht auch die Ängste und kann helfen, den gefährlichen Mann zu besiegen. Der Traumsammler brachte Seile mit, an denen sich die Kinder festhalten konnten und mit denen sie gleichzeitig lustvoll Bewegung erleben konnten: Gudrun erfuhr so im Traum, dass nicht jede Lust gefährlich sein muss.

So konnten die Angstträume aufhören. Ich habe Gudrun einen kleinen Brief geschrieben:

„Liebe Gudrun,
dass Du so schlimme Angstträume hattest, tut mir leid. Aber vielleicht tröstet es Dich, dass es allen Kindern zu bestimmten Zeiten so geht. Auch meinen drei Kindern ging es so, und die sind zufällig auch vierzehn, zwölf und neun Jahre alt, so wie Ihr. Aber diese Angst wird durch das Träumen auch überwunden, so dass es uns wieder bessergeht. Darum ist Träumen etwas Wichtiges und Schönes. Es gibt böse und gute Eigenschaften bei Menschen, beide müssen wir halt annehmen.

Dein Hans Hopf."

Einige Monate später teilte mir Gudruns Mutter mit, dass Gudrun tatsächlich keine weiteren Angstträume mehr geträumt hatte.

Bens Angsttraum – Signal eines ungelösten Problems

Traumgeschichte und familiärer Hintergrund

Ben, zehn Jahre alt, klein, zierlich und blass, hellbraune Haare und im Kontrast dazu große schwarze Augen, ist ein schüchterner und etwas kontaktarmer Junge. Tagsüber zieht Ben sich oft in sein Zimmer zurück, wo er an seinen Flugzeug- und Schiffsmodellen bastelt.

Seit einem Jahr träumt Ben wiederholt denselben Angsttraum, und es ist so weit gekommen, dass er sich jeden Abend fürchtet, ins Bett zu gehen aus Angst vor einer Wiederholung des Traums. Die Mutter, die mit Ben in einem Zimmer schläft (!), berichtet, dass der Junge jede Nacht sehr unruhig schlafe, um sich schlage und laut aufstöhne.

Bens Traum: „Ich gehe auf der Straße. Plötzlich sind viele Löcher da, und ich versinke. Die Löcher werden immer größer, ich bin nicht mehr zu retten und versinke." Ben meint noch: „Irgendwie hat der Traum etwas mit meinem Vater zu tun."

An Bens fünftem Geburtstag wollte seine Mutter den Geburtstagskaffeetisch richten, doch der Junge quengelte ungeduldig und störte sie dabei. Um die Mutter ungehindert arbeiten zu lassen, schlug der Vater eine kleine Radtour von einer halben Stunde vor. Er nahm Ben auf den Kindersitz und radelte los. Was dann geschah, konnte später nur bruchstückhaft in Erfahrung gebracht werden. Ben wurde jedenfalls von Spaziergängern laut weinend mit ein paar Schürfwunden aufgegriffen. Immer wieder hätte er geschrien: „Papa – Loch!" Schließlich fand man den Vater neben dem verbeulten Fahrrad. Er lag auf dem Rücken, und in seinem Kopf klaffte ein großes Loch. Offensichtlich war er von einem überholenden Auto erfasst worden, dessen Fahrer aber geflüchtet war, er wurde jedenfalls nie bekannt. Wie durch ein Wunder war Ben unverletzt geblieben, doch der Vater war so unglücklich gestürzt, dass er auf der Stelle tot war. Der tödliche Unfall des Vaters wirkte als einschneidende und schmerzhafte Erfahrung in das weitere Leben des Jungen hinein.

Jahrelang wollte Ben von dem schrecklichen Vorfall nichts wissen. Mit einem Mal aber wollte er alles darüber erfahren und fragte die Mutter über alle Einzelheiten, bis es dieser zu viel wurde. Wie unter einem Zwang glaubte der Junge plötzlich, dass der Vater bei dem Unfall nicht gleich tot gewesen wäre und ihm noch etwas hätte sagen wollen. Er in seiner großen Angst sei jedoch feige davongelaufen. „Ich bin daran schuld, dass unser Papa tot ist!" – darin gipfelten endlich die Selbstvorwürfe des Jungen. Nun war der Vater ja tatsächlich seinetwegen mit dem Fahrrad weggefahren, doch weshalb blieben die Selbstvorwürfe auch nach der langen Zeit von fünf Jahren so grausam und streng? Warum gelang es Ben nicht, den Tod des Vaters zu verarbeiten? Warum musste der Junge in dieser geradezu krankhaften Trauer verharren?

Psychologischer Hintergrund

Träume vom Fallen ins Unendliche oder in große, meist dunkle Löcher kommen häufig bei Pubertierenden vor und sind Bilder für die Ängste und Erschütterungen, welche der Eintritt in den neuen Lebensabschnitt mit sich bringt (→*Fallträume*). Der Ursprung von Bens Angsttraum aber liegt in den nicht gelösten frühkindlichen Konflikten: Im Alter von fünf Jahren hatte auch Ben seine erotischen Wünsche auf die Mutter gerichtet und den Vater als lästigen Rivalen erlebt. Nicht selten ist diese Liebe zur Mutter mit einem so heftigen Hass gegen den Vater gekoppelt, dass er in der Phantasie von Todeswünschen begleitet ist. Wenn Ben sich

Vorwürfe macht, am Tod des Vaters die Schuld zu tragen, so kann das äußerlich auf die Tatsache bezogen sein, dass der Vater wegen seines Quengelns mit ihm fortgefahren ist, aber zugleich sind die Vorwürfe auch Ausdruck der Schuldgefühle des Fünfjährigen, dessen geheime Todeswünsche gegen den Vater in so tragischer Weise verwirklicht wurden.

Der Konflikt konnte bis heute nicht gelöst werden, und die intensive und enge Beziehung zur Mutter, mit der Ben ja sogar das Schlafzimmer teilt (wie einst der Vater), wie auch die leise beginnende Pubertät verschärfen ihn noch. Die Angst vor den „gefährlichen Löchern" hat sicherlich ihren Ursprung in der Erinnerung an die tödliche Verwundung des Vaters. Diese Angst erhält ihre Nahrung aber auch aus der ständigen Nähe der Mutter, die – wie schon auf den Fünfjährigen – faszinierend und verführerisch und damit auch bedrohlich wirkt. Gleichzeitig macht sich Ben deutlich: Älter werden, ein Mann sein, das heißt, auch so gefährdet zu sein wie der Vater. Der ständig sich wiederholende Angsttraum zwingt nun Mutter und Sohn endlich zur Auseinandersetzung mit den Problemen der Vergangenheit, aber auch zu einer Klärung der aktuellen Konflikte in der Gegenwart. Bens Wiederholungstraum ist aber auch ein so genannter „traumatischer Traum", in dem das Trauma der frühen Kindheit mit ähnlichen Traumbildern immer wieder zur Lösung drängt. Hierüber folgt ein gesondertes Kapitel.

Ein Gespräch über den Traum

Für dieses Buch habe ich ganz bewusst auf Träume aus der Psychotherapie von psychisch kranken Kindern verzichtet, obwohl ich Jahrzehnte täglich damit gearbeitet habe und über sehr viele eindrucksvolle Beispiele verfüge. Ich fand es jedoch reizvoll, gerade Träume aus alltäglichen und „normalen" Erziehungssituationen zu reflektieren.

Doch hin und wieder werden alle Eltern an gewisse Grenzen mit den Kindern kommen und erleben sich als hilflos. Dies gilt auch für das Verständnis von Träumen. Ein partnerschaftliches Gespräch hilft hier oft weiter. Auch bei Träumen sollten wir immer daran denken, dem Kind gegenüber keinen Vertrauensbruch zu begehen. In der Regel ist bei solchen Themen der Lebensgefährte oder Ehepartner der nächste und wichtigste Gesprächspartner. Bei vielen alleinerziehenden Müttern oder Vätern entfällt jedoch diese Möglichkeit. So ging es auch Bens Mutter, die sich darum an mich wandte.

Wir sprechen über die möglichen Ursachen des sich wiederholenden Angsttraumes. Und Bens Mutter erzählte, sie sei selber voller Angst, weil sie im Hinblick auf den Jungen von vielen verbotenen Phantasien bedrängt würde. Unbewusst hat die Mutter Ben in die Rolle des verstorbenen Ehemannes gedrängt. Er ist heute ihr wichtigster Vertrauter, hat keine Freunde, weil er ja die Mutter hat, und schläft neben ihr im Bett. Nicht nur Ben wird durch die ständige Nähe der Mutter stimuliert, sie selber beginnt zu spüren, wie die körperliche Nähe des Jungen, die ersten Pubertätsmerkmale Phantasien bei ihr auslösen und sie in Versuchung führen. Das erklärt, wieso der Junge sich aus der Verstrickung des frühen Konfliktes nicht lösen kann, wieso er sich auch nicht von der Mutter zu lösen und ein eigenes Selbst zu finden vermag. So bleibt der frühkindliche Konflikt aktuell. Und immer wieder muss Ben darum angstvoll den gleichen Traum durchleben.

Nach diesem Gespräch ist der Kontakt mit Bens Mutter abgerissen. Den nächsten vereinbarten Termin sagte sie ab, und sie hat sich auch nie wieder an mich gewandt. Warum, das kann ich nur vermuten: Vielleicht sind durch dieses Gespräch ihre Ängste, zum Beispiel Ben loslassen zu müssen, zu sehr geschürt worden.

Vielleicht aber auch hat sie es geschafft, den Jungen nicht mehr so eng an sich zu ketten, so dass das Problem und damit der Angsttraum, der es sichtbar machte, verschwunden sind.

Möglicherweise hat schon genügt, dass sie Ben nach diesem Gespräch nicht mehr im gleichen Zimmer schlafen ließ, so dass sich der Knoten zu lösen begann.

„Vater als Schicksal"

Traumerzählung und familiärer Hintergrund

Noah war zur Zeit der Träume zehn Jahre und zwei Monate alt. Er hatte zwei ältere Brüder, die beide das Gymnasium besuchten und dort mit gutem Erfolg aufwarteten. Noah ging noch in die Grundschule, aber seine Leistungen, besonders im Rechnen, waren schlecht, so dass wenig Hoffnung bestand, dass er jemals eine höhere Schule besuchen könnte. So war Noah das „schwarze Schaf" der Familie – allerdings nicht nur, weil er in der Schule versagte. Noah hatte darüber hinaus kaum Freunde, und auch die älteren Brüder hatten Schwierigkeiten mit ihm. Er galt als streitsüchtig, konnte schlecht verlieren und neigte zu impulsiven Wutausbrüchen.

Immer wollte er alles haben, konnte nie zurückstecken und wollte auf nichts verzichten. Andererseits fühlte er sich ständig benachteiligt und zu kurz gekommen, was sich in einem ständigen quengeligen und fordernden Ton bemerkbar machte.

Noahs Vater fühlte sich von seinem jüngeren Sohn enttäuscht. Er war betrübt darüber, einen Versager als Sohn zu haben. Dabei war es eigentlich nicht das Schulversagen, was ihn in erster Linie störte. Es waren die *negativen* Charaktereigenschaften des Jungen, von denen er glaubte, dass sie ihn regelrecht abstießen. Mit allen Mitteln hatte er versucht, Noah zu beeinflussen, mit Güte und Liebe zuerst, dann mit Strenge und Strafen. Inzwischen hatte er resigniert.

Dabei hatte er insgeheim schon lange gespürt, warum ihn die Art des Jungen so reizte. Es waren seine ureigensten Fehler, die er ständig in Noah wiedererkennen musste. Er war nämlich selber jähzornig, unduldsam, rechthaberisch und konnte auf nichts verzichten. Zwar gelang ihm dies meist recht gut zu verbergen; er hatte sich nach außen eine starre Haltung zugelegt, die ihn ruhig und gefasst erscheinen ließ. Doch darunter brodelte es, und Noahs Vater spürte, dass es für ihn immer schwieriger wurde, sich zu beherrschen. Deswegen war er auch so über die Entwicklung des Jungen erschrocken und hatte versucht, mit allen Mitteln diese Eigenschaften in ihm zu unterdrücken.

Noah erzählte den folgenden Traum: „Ein Auto kam die Lindenstraße heruntergeschleudert. Vor unserem Haus ist eine steinerne Mauer, da brach es durch. In hohem Bogen wurde ein Mann in unser Haus hereingeschleudert. Im gleichen Augenblick fiel ihm der Kopf runter und rollte auf den Boden.“ Noah meinte noch, dass der Mann so alt wie der Vater war und auch fast so ausgesehen hätte.

Wie die Eltern mit dem Traum umgingen

Zunächst fiel ihnen auf, wie Noah seinen Traum erzählte, nämlich leise lächelnd und scheinbar ungerührt. Dies stand nun wirklich im krassen Gegensatz zur Stimmung des Traumes: Da hat jemand die Kontrolle über die Steuerung verloren. Panikgefühle herrschen vor, Entsetzen kommt auf – nur Noah bleibt ruhig. Ausgerechnet Noah, der sonst sofort unbeherrscht und jähzornig reagiert. War in dem Zwiespalt zwischen aufregender Traumgeschichte und tonlosem Vortrag nicht die Haltung des Vaters verborgen, nämlich anstürmende Impulse hinter einer starren Maske zu verbergen?

Nach Noahs Einfällen war es nicht mehr schwer festzustellen, dass mit dem Fahrer wohl der Vater gemeint war. Ganz unverhüllt wurde im Traum eine unterschwellige, feindselige Haltung gegen den Vater erkennbar. Im Traum gelang es ihm ja nicht mehr, das Auto auf rechtem Kurs zu halten, und er fuhr in die steinerne Mauer hinein. Dabei hatte der Vater gemeint, seine Ablehnung dem Jungen gut verborgen zu haben. In Noahs Traum sah er jedoch, dass der Junge seine unterschwellige Abneigung sehr wohl gespürt haben musste.

Dabei musste der Junge auch intuitiv gefühlt haben, dass er letztlich nur nach außen immer gefasst und ruhig erschien und dass dies nur aufgesetzt war. Denn im Traum verliert der Vater ja die Beherrschung, und er kann nicht mehr kontrollieren. Das Sprachspiel mit dem zweideutigen Ausdruck war auch recht leicht zu durchschauen: Der Vater verliert den Kopf und wird auf diese Weise „kopflos“ also steuerungsunfähig.

Noah gelang es, sich mit dem Traum verständlich zu machen. Er spiegelte dem Vater den Konflikt zurück, so dass er sich wieder damit befassen musste.

Psychologischer Hintergrund

Eigentlich war es Noahs Vater längst klar gewesen, dass es seine eigenen negativen Anteile waren, welche er von Noah ständig gespiegelt bekam. Indem er versuchte, sie nur im Kind zu sehen und dort zu bekämpfen und zu unterdrücken, blieb die Angst für ihn einigermaßen erträglich, und indem er Noah bestrafen konnte, entlastete er sich gleichzeitig von Schuldgefühlen: Gott sei Dank war ja der andere so und nicht er selbst.

Noahs Traum brachte die Haltung des Vaters stark ins Wanken, denn er zeigte mit seinem Traum, wie er die Vater-Sohn-Beziehung durchschaute: Es ist der Vater, der das Auto nicht mehr steuern kann, also die „Selbst“-Beherrschung verliert. Es ist der Vater, welcher „kopflos“ wird, der ihn ständig bedroht und →*„kastriert“*, was ihm im Traum mit gleicher Münze zurückgezahlt wird. Insofern verdeutlichen Noahs Bilder, wie der Vater auf Schleuderkurs gerät, die steinerne Mauer durchbricht und endlich in Haus geschleudert wird, die reale Situation.

Alle im Trauminhalt erscheinenden Personen oder Gegenstände verkörpern jedoch auch ganz persönliche Anteile des Träumers. So ist die steinerne Mauer sowohl Symbol für die starre Haltung des Vaters als auch ein Bild für Noahs eigenen Versuch, mit den anstürmenden Impulsen fertig zu werden. Die Angst im Traum, er könnte die Kontrolle verlieren, ist angesichts der zusammenbrechenden Mauer berechtigt. Denn die beginnende Pubertät lässt inzwischen zusätzlich einiges ins Wanken geraten.

Abschließende Gedanken zu den Träumen der Schulkinder

Schulkinder orientieren sich nach außen, lassen die Familie schon ein wenig hinter sich. Von daher mag es überraschen, wie wenig Trauminhalte in der Schule und außerhalb der Familie angesiedelt sind. Meine Sammlung von Kinderträumen dieser Altersstufe enthält nur ganz wenige Träume, die von Lehrern und Schule handeln. In der Mehrzahl sind es Wunscherfüllungen, Abenteuer, Tierträume, Flug- und Fallträume und sehr viele Träume mit Eltern und Geschwistern.

Die zentralen Konflikte der meisten Träume dieser Altersstufe stammen wie auch bei den jüngeren Kindern aus dem häuslichen Bereich.

Allerdings werden die Träume jetzt länger, enthalten noch eindrucksvollere Symbole und sind deutlicher strukturiert als die der Vorschulkinder. Ganz offensichtlich haben die familiären Konflikte auch jetzt noch Vorrang, ja oft werden noch nicht bewältigte Konflikte der frühen Kindheit aufgegriffen. Erst mit etwa zehn Jahren treten zunehmend die außerfamiliären Konflikte in den Vordergrund und spiegeln sich dann auch in den Träumen. Damit befasse ich mich ausführlich im Kapitel IV, Seite 79*ff.*

Wohl gerade weil der Status „Schulkind" Selbständigkeit verlangt, wird der Loslösungskonflikt wieder aktuell. Pauls Traum von der Hexe (S. 87) zeigte, wie die Konflikte spiegelbildlich angelegt sind. Wenn die Eltern ihren Konflikt mit dem Halten und Gehaltenwerden nicht lösen konnten, wird es jetzt dem Kind nur schwer gelingen können. Dass Kinder auch die chronischen Konflikte von Mutter oder Vater zugespielt bekommen können, zeigten die Träume von Noah (S. 101) und Michael (S. 23).

Lukas Traum (S. 82) zeigte, dass Geschwisterrivalitäten normal und gesund sind. Problematisch wird es, wenn Eltern ihren Kindern eine Rolle zuschreiben, beziehungsweise wenn die Kinder elterliche Rollenerwartungen übernehmen und so in ihrer Weiterentwicklung gehemmt sind.

Einen besonderen Stellenwert hat Gudruns Traum (S. 92). Bedrohungen von außerhalb der Familie mobilisieren Kindheitskonflikte, und das zog Angstträume nach sich. Hier war besonders schön zu sehen, wie eine Mutter vorbildlich und einfühlsam mit den Traumberichten umging.

Wie Eltern mit den Träumen ihrer Kinder umgehen können

Feste Regeln, Träume zu verstehen, gibt es nicht. Trotzdem möchte ich im Folgenden einige Anregungen und Hilfestellungen geben, wie Sie sich auf Träume von Kindern einlassen und sich von ihnen in positiver Weise beeinflussen lassen können.

Anhören von Träumen und sich einfühlen

Träume sollen freiwillig erzählt sein. Das heißt trotzdem, dass ein Kind auch ruhig mal gefragt werden darf, ob es etwas geträumt hat.

Verneint es das, muss das genügen. „Liebevolles“ oder erpresserisches Drängeln wird nicht weiterhelfen. Kinder erzählen den Traum dann, wenn sie sich sicher und akzeptiert fühlen. So oder so. Wenn zwischen dem Träumer und der Person, der der Traum erzählt wird, keine positive und tragfähige Beziehung besteht, so werden die Traumerzählungen bald eingeschränkt oder eingestellt werden.

Die meisten Eltern werden zum ersten Mal mit den Träumen ihrer Kinder konfrontiert, wenn diese voller Angst aus dem Schlaf aufschrecken, weinen oder nach den Eltern rufen. Kinder können weniger gut als Erwachsene zwischen dem Traumleben und der Wirklichkeit unterscheiden. Oft gelingt es ihnen darum nicht, aus dem Traum in die Wirklichkeit zurückzufinden. Werden die gewohnten Umwelteinflüsse verstärkt, ist das oft schon hilfreich: Es empfiehlt sich, das Licht anzumachen. Spontan nehmen die meisten Eltern ihr Kind jetzt in den Arm, so dass es die Körperwärme spürt und nicht mehr das Gefühl hat, allein zu sein.

Beruhigendes Zureden, vielleicht ein Lied singen, erzeugen zudem eine angenehme Atmosphäre, die wohliges Zurückfallen erlaubt.

Weil sie fürchten, der Traum würde dann wiederkommen, wollen die kleineren Kinder in der Regel jetzt nicht über den Traum reden (→*magisch-animistisches Denken).* Und weil sie die Wiederholung von schlimmen Traumbildern fürchten, wollen sie jetzt gerne ins Bett der Eltern, um dort Angstschutz zu genießen. Über die Problematik habe ich in Kapitel II auf Seite 19 geschrieben.

Träume sind offene oder chiffrierte Botschaften eines Kindes und haben immer eine Bedeutung und einen Sinn. Ohne dass ihnen irgendetwas über Träume und Theorien bekannt sein muss, erhalten die Eltern auf diese Weise wichtige Informationen über das Befinden des Kindes, seine Wahrnehmung der Welt und die ersten Befürchtungen.

Die Eltern können die Träume längere Zeit auf sich wirken lassen, sich einfühlen und mit ihnen spielen. Dabei werden in der Regel Hintergründe und Tagesreste schon mitberücksichtigt. Gleichzeitig ist wichtig, darauf zu achten, wie ein Kind die Träume erzählt weil es zusätzliche Informationen enthält. Zögert das Kind? Ist die Stimme leise? Spricht es atemlos? Gestikuliert es? Verspricht es sich? Gebraucht es bestimmte Wendungen? All dies kann helfen, besser zu verstehen.

Einen weiteren Schritt würde es bedeuten, sich in die Atmosphäre des Traumes, in die Grundstimmung einzufühlen. Ist sie dem Traumgeschehen angemessen? Was löst die Stimmung des Traumes bei uns aus, welche Einfälle und Erinnerungen?

Bei dieser sanften, einfühlenden Methode werden die Kinderträume das Bewusstsein der Eltern und ihre Wahrnehmung verändern. Sie werden das Verhalten der Kinder unter ganz neuen Aspekten sehen und anders auf sie eingehen.

Mit dem Kind sprechen und verschiedene Formen des Umgangs

Einen weiteren Schritt wäre es, das Kind spontane Einfälle, Erinnerungen äußern zu lassen. Darüber kann sich ein Dialog entspinnen, der durchaus von den manifesten Inhalten des Traumes wegführen kann. Dieses Verfahren bietet sich vor allem bei älteren Kindern und Jugendlichen (und auch dem Partner) an.

Weil das Denken des Kindes magisch und animistisch ist, können die Träume bei den kleinen Kindern (etwa bis sechs Jahre) auch ganz real aufgefasst werden. Denn Kinder in diesem Alter erleben den Traum tatsächlich ganz real, von außen kommend, und das spüren viele Eltern intuitiv.

Der Traum kann gemalt werden, die ängstigenden Traumgestalten können eingesperrt, gebändigt, beherrscht werden. Das Blatt kann übermalt, zerrissen werden. Das gefährliche Tier kann hinausgejagt werden et cetera. Hier sind dem Handeln keine Grenzen gesetzt, außer durch das Verhalten des Kindes. Auf diese Weise kann die erste und gröbste Angst erst einmal besiegt werden, der zugrundeliegende Konflikt ist damit noch nicht bewältigt.

Selbstverständlich kann gleichzeitig immer darüber gesprochen werden, was so aufregend war, was geängstigt hat, was so bedrohlich war.

Oder man kann vorschlagen, eine Geschichte zu dem Traum zu erfinden. Wie es etwa möglich gewesen wäre, dem Verfolger doch noch zu entkommen. Welche Chance bestanden hätte, ihn auszutricksen, zu überlisten, indem der Träumer aktiv geworden wäre und Initiative ergriffen hätte.

Es kann auch sinnvoll sein, ein Volksmärchen mit verwandter Thematik zu erzählen oder vorzulesen, denn im Märchen sind die gleichen Konflikte enthalten, wie sie Kinder mit ihren Eltern erleben. Und die Märchen enthalten vor allem eine Vielfalt an Lösungsmöglichkeiten. Dies gilt jedoch nur für die Volksmärchen aller Länder, nicht für die Kunstmärchen, etwa von Andersen.

Auch wenn seine Märchen wunderschöne und faszinierende Geschichten sind, ihnen fehlt sehr oft die Lösung, das konstruktive Ende. Geeignet sind auch die klassischen Sagen und Mythen, die Phantasie des Kindes anzuregen. Ein Verknüpfen der persönlichen Trauminhalte mit Märchen und Mythen ermöglicht es dem Träumer, seine Probleme auf einer allgemeinen Ebene zu erleben und entsprechende Lösungsmöglichkeiten zu übernehmen.

Kapitel V

Die Träume der Heranwachsenden

Zentrale Konflikte während der Vorpubertät und der Pubertät

Die Pubertät ist eine ganz entscheidende Phase in unserem Leben, aber auch ein Abschnitt voller Krisen. Die meisten Erwachsenen tun sich jetzt schwer mit den jungen Leuten, denn Pubertierende sind unberechenbar, und ihr Verhalten erscheint gelegentlich bizarr.

Während der Vorpubertät (eigentlich Präadoleszenz, vom zehnten bis elften Lebensjahr) führt ein zunehmender Triebdruck zu ersten seelischen Veränderungen. Es kann zum Aufflammen von Gier und ungehemmter Esslust ebenso kommen wie zu Appetitstörungen, zu Schmutzlust oder zwanghaftem Verhalten.

Jungen zeigen jetzt oft eine mädchenfeindliche Einstellung. Sie machen die Mädchen nieder, ärgern oder quälen sie gar und legen ein prahlerisches und angeberisches Verhalten an den Tag. Sie schließen sich gerne in Gruppen zusammen; Größenideen, Betonung der Körperkräfte und aggressives Verhalten zeigen zudem, dass sich die Jungen letztlich bedroht sehen und über ein wenig stabiles Selbstwertgefühl verfügen (→*Kastrationsphantasie*).

Mädchen werden in diesem Alter oft überaktiv, zeigen ein raues und burschikoses Benehmen und versuchen nicht selten, Weibliches zu verleugnen; ein Beispiel hierfür liefert die zwölfjährige Marion mit ihrem Traum (S. 117).

Die eigentliche Pubertät dauert etwa vom elften bis zum siebzehnten Lebensjahr. (Der Begriff „Adoleszenz“ wird für die psychologische Anpassung – oder seelische Umstrukturierung – an die Verhältnisse der Pubertät verwendet.) Während der Adoleszenz geschieht eine grundlegende Reorganisation des Gehirns. Es kommt zum Abbau von synaptischen Verbindungen, Veränderungen im Neurotransmittersystem und zu einer generellen Umgestaltung des Zentralnervensystems. Vor diesem Hintergrund müssen die seelischen Entwicklungsaufgaben, welche die biologischen Veränderungen von der Psyche gefordert haben, bewältigt werden. Die beginnende Reifung des Körpers und der damit verbundene Triebschub versetzen den Jugendlichen in eine neue Situation.

Der Körper hat das Kind im Ich nicht gefragt, ob es die Verwandlung samt den überwältigenden Gefühlen überhaupt möchte und ob er ihr zustimmt. Er erzwingt die seelischen Veränderungen einfach, und die Seele muss sich diesem inneren Terror anpassen. Die einsetzende hormonelle Reifung des Körpers und der damit verbundene Sexualtrieb versetzen den Jugendlichen darum in eine neue Situation: Eine noch kindliche und unreife seelische Organisation befindet sich in einem bereit erwachsenen Körper.

Der plötzliche Triebansturm, die neuen sexuelle Reize und faszinierenden Phantasien überfluten das noch schwache Ich des Jugendlichen und lösen gleichzeitig Schuldgefühle und Ängste aus, was entsprechendes Abwehrverhalten nach sich ziehen kann. Der plötzliche Wechsel zwischen passivem und aktivem Verhalten, zwischen Gefühlskälte und plötzlicher Zuneigung sind ein Ergebnis davon. Die starke Beunruhigung durch den Sexualtrieb führt manchmal auch zu einer Zunahme von aggressivem und zerstörerischem Verhalten. Eine direkte Folge davon sind Angstträume, die sich jetzt häufen können. Beispiele hierfür sind die Träume von Jörg (S. 126) und Manfred (S. 127). Ganz typisch sind jetzt auch Träume vom Fallen ins Unendliche, welche die tiefe existentielle Krise eindrucksvoll veranschaulichen. Ein typisches Beispiel hierfür war Pauls Angsttraum auf Seite 88. Obwohl erst zehn Jahre alt, war der Junge aufgrund der besonderen Lebensumstände verfrüht in die Pubertätskrise geraten.

Für das Kind waren die Eltern der entscheidende Bezugspunkt seines Erlebens und Verhaltens gewesen. Jetzt beginnt der für alle Beteiligten mühevolle Aufbruch des jugendlichen Ichs aus den kindlichen Abhängigkeiten hin zu einer psychisch selbständigen Person. Die elterlichen Leitbilder, die das Kind einst in sich aufgenommen und inzwischen als die eigenen betrachtet hat, verlieren mit einem Male ihre absolute Gültigkeit. Der Jugendliche begibt sich auf die Suche nach neuen Leitbildern und Idealen.

Vor allem erleben aber die jungen Leute, dass sie für das andere Geschlecht attraktiv geworden sind, auch für Erwachsene, was dem →*Narzissmus* ungemein schmeicheln kann, aber auch Angst und Verhaltensunsicherheit auslöst. Der Traum der 13-jährigen Hanna illustriert diese Tatsache (S. 130). Ebenso Leon, der von Germany's Next Topmodell träumt (S. 121).

Der Heranwachsende hat also mit verschiedenen Entwicklungsschritten fertig zu werden: Seine seelischen Funktionen müssen reifen und sich den veränderten Bedingungen anpassen. Er muss sich aus den kindlichen Abhängigkeiten lösten, eine selbständige, psychisch autonome Person werden und eigene Identität erwerben. Und er muss nach der Ablösung ein anderes, in der Regel gegengeschlechtliches Liebesobjekt finden. Vorstufen dazu sind narzisstische Rückzüge mit Größenphantasien, Masturbation und das Ausprobieren von Beziehungen ohne allzu große Festlegung.

Der Traum von Mark zeigt den auffälligen Zusammenhang zwischen Masturbation, Größenphantasien und den Wünschen nach Loslösung (S. 132).

Wegen der durch die Pubertät bedingten Loslösung wenden sich Jugendliche mit ihren Problemen jetzt nur noch selten an die Eltern. In der Regel sprechen sie mit Gleichaltrigen und höchstens mit einem Erwachsenen, der außerhalb der Familie steht. Ist die Vertrauensbasis breit genug und spüren sie seine innere Bereitschaft, werden Jugendliche ihre Probleme auch dem Lehrer anvertrauen und ganz konkrete Hilfeleistungen erwarten. Die erforderliche Nähe des Lehrers muss dabei keineswegs Distanzlosigkeit bedeuten. Kumpelhaftes Anbiedern ist allerdings das Letzte, was Jugendliche erwarten.

Selbstverständlich werden Schüler auch einmal spontan und unaufgefordert Träume erzählen. Schon der Psychoanalytiker Tobias Brocher hat ein Grundwissen über Traum und Traumtheorien deshalb auch für wichtig gehalten, weil der Erzieher seiner Meinung nach mit eigenem psychologischen Geschick und mit Hilfe der Einfälle, Befürchtungen, Wünsche und Interessen der Kinder Ängste abbauen kann. Dazu sind in der Regel keine Interventionen nötig, und plumpe Deutelei ist erst recht nicht angebracht. Ein gewisses Verständnis von Träumen wird den Lehrer besser in die Lage versetzen, das Verhalten seines Schülers zu verstehen und angemessen darauf einzugehen.

Im folgenden Kapitel wird darum weniger gezeigt werden können, wie Eltern mit den Träumen von ihren Töchtern und Söhnen umgehen könnten, weil sie in der Regel gar keine mehr von ihnen erfahren. Vielmehr sollen auch Möglichkeiten genannt werden, wie Lehrer Träume im Zwiegespräch oder im Unterricht einbeziehen können.

Die Träume der Elf- bis Dreizehnjährigen – Ende der Kindheit

Die Traumgeschichten und der psychologische Hintergrund

Wenn immer wieder bestimmte Altersstufen zu Gruppen zusammengefasst wurden, so hat das selbstverständlich etwas Willkürliches: Den Beginn der Vorpubertät könnten wir mit Fug und Recht sowohl beim neunten Lebensjahr ansetzen als auch beim elften Lebensjahr. Die individuellen Schwankungen sind jetzt besonders groß.

Die Träume in den folgenden Abschnitten wurden Lehrern in der Schule mitgeteilt; oft ist darum über den familiären Hintergrund weniger zu erfahren als in den Kapiteln zuvor.

Träume von Jugendlichen wirken im Vergleich zu den Träumen von Kindern differenziert und bestehen oft aus vielen farbigen Szenen, welche zunächst als unzusammenhängend, verwirrend und fremd beindrucken, denn der zugrundeliegende Konflikt wurde manchmal bis zur Unkenntlichkeit chiffriert. Dies ist allerdings bei dem folgenden Traum der neunjährigen Lisa überhaupt noch nicht der Fall.

Lisa ist ein kleines, schwarzhaariges Mädchen, dessen Familie aus Italien kommt. Etwas pummelig, immer adrett zurechtgemacht und hübsch gekleidet, ist sie ein Mittelpunkt ihrer Klasse. Lisa liefert die folgende Traumerzählung: „Ich war einmal im Wald, und da traf ich einen Jungen. Ich fragte ihn, was er im Wald macht. Er antwortete ‚Ich gehe ein bisschen spazieren. Und du?' – ‚Ich suche Pilze.' – ‚Zeig mal deinen Korb!' Ich gab ihm den Korb. Da sagte er: ‚Komm, wir gehen zu mir nach Hause, dann kannst du Pilzsuppe kochen.' – ‚Aber ich will wissen, wie du heißt.' – ‚Ich heiße Matthias.' – ‚Und ich heiße Lisa.' – ‚Also komm, dann gehen wir zu mir, dann essen wir Pilzsuppe.' Dann war ich in ihn so verknallt und gab ihm einen Kuss. Er gab mir dann auch einen Kuss. Dann fragte er: ‚Heiratest du mich?' Ich sagte: ‚Ja' – ‚Wann denn?' – ‚Am ersten August. Aber jetzt muss ich gehen. Ciao.'"

Erste Kontaktaufnahme, unschuldiger Flirt, zarte Küsse, Hochzeit – ursprüngliche Jungmädchenphantasien werden hier vorgeführt. Allein im Wald und ohne die Familie, Begegnung mit dem fremden Jungen, Pilze und Korb, Pilzsuppe soll gekocht werden. Wir werden Zeuge davon, wie etwas überwältigend Schönes und Faszinierendes für Lisa eine Rolle zu spielen beginnt. Eine viel größere als Familienleben oder gar langweiliges Lernen in der Schule.

Unbewusst ahnen viele Kinder schon von einer unbekannten und faszinierenden Welt, welche unter Gefahren erobert werden will. Ausdruck dieses Neubeginns sind ausgesprochene „Wandlungsträume“, welche die Entwicklungsschritte in symbolischer Form vorwegnehmen. Typische Symptome für diesen Anfang sind das Wasser – denken wir nur an das Fruchtwasser, an das Wasser als Ursprung allen Lebens und seine symbolische Bedeutung bei der Taufe –, Türen, Tore und Mauern, welche eine geheimnisvolle, unbekannte Welt versprechen.

Die zwölfjährige Marion ist sportlich aktiv, Leiterin einer katholischen Jugendgruppe. Sie ist ein burschikoses Mädchen, Jungen gegenüber in der vergangenen Zeit besonders starrköpfig und patzig. Marion bekam kurz vor ihrem Traum ihre Menstruation, was für sie einen ziemlichen Schock bedeutet hat. Sie schien stiller zu werden, nachdenklicher, wirkte weniger abweisend, als sie den folgenden Traum träumte:

„Ich stehe vor einer Tür und klopfe mehrmals. Es meldet sich niemand. Ich öffne sie. Dann stehe ich draußen im Freien. Das finde ich ganz komisch. Mein Bruder spielt da mit seinen Freunden Fußball. Ich rufe ihn, aber er kümmert sich überhaupt nicht um mich. Plötzlich ist vor mir eine hohe Mauer ich möchte wissen, was dahinter ist. Es gibt jedoch keine Türe. Ich klettere hinauf. Während des Kletterns bemerke ich, dass mein Knie blutet. Ich kann aber nicht darauf schauen, weil ich Angst habe, dass ich dann herunterstürze. Dann bin ich in einem Park. Obwohl ich keins sehe, weiß ich, dass es hier gefährliche Tiere gibt.“

Vielerlei Aufgaben stehen wie eine hohe Mauer vor der Jugendlichen. Aber sie klettert entschlossen darüber. Sie blutet, denn sie ist jetzt eine junge Frau, aber sie schaut nach vorn, um nicht abzustürzen. Die Angst vor den wilden Tieren, die vielleicht kommen, warnt auch vor Gefahren der neuen Welt und mahnt zur Vorsicht. Vor allem meint dieser Traum in prospektiver Sicht: Adoleszenz ist nicht nur Gefährdung. Sie bedeutet auch den Eintritt in bislang fremde Welten und einen Zugewinn neuer Möglichkeiten. Es ist der gut strukturierte und reif symbolisierte Traum eines seelisch relativ stabilen Mädchens.

Wie der Lehrer mit den Träumen umgehen kann

Im Zeitalter von Datenschutz und zunehmender Entfremdung mag es ungewöhnlich klingen, dass sich Lehrer mit den Träumen ihrer Schüler befassen können. Denn wo verordnet, angewiesen, verfügt, erlassen und mit einem Federstrich auch schon mal entlassen wird, können zwischenmenschliche Beziehungen nicht allzugut gedeihen.

Dabei gibt es genügend Beispiele in der Literatur (s. S. 211), wie Lehrer auch unbewusste Mitteilungen ihrer Schüler, Phantasien und Träume, in ihre Arbeit einbezogen haben. Meist geschah dies in der Form von Aufsätzen, etwa mit den folgenden Themen: Ein Traum. Ein schrecklicher Traum. Ein Traum, welcher mir gefiel. Ein Wunschtraum etc. Selbstverständlich können Schülerträume auch durch ein gemaltes Bild ergänzt werden, wobei die Technik dem Schüler freigestellt bleiben sollte.

Natürlich können solche Aufgaben nur zur freiwilligen Bearbeitung gestellt werden. Gegebenenfalls sollten andere Themen ein Ausweichen ermöglichen. Als nächste Stufe böte es sich an, dass einige Schüler – wiederum freiwillig – ihre Aufsätze vorlesen würden. Dabei könnten bestimmte

Traumtypen gesammelt werden: Gemeinsame Wünsche, gemeinsame Ängste, gemeinsame Hoffnungen könnten so herausgearbeitet werden.

Als Traumtypen würden sich anbieten: Wunschträume, Angstträume, Verfolgungsträume, Flug- und Fallträume, Tierträume, Katastrophenträume, Träume, in denen Gestalten aus Film und Fernsehen vorkommen et cetera. Im Anschluss daran wäre es auch möglich, sich in einen Kreis zu setzen und sich auszutauschen. Im Kapitel über die Träume von Jugendlichen mit Migrationshintergrund (S. 145) soll noch über andere Vorgehensweisen berichtet werden.

Luis träumt von einem Film

Traumgeschichte und familiärer Hintergrund

Luis, dreizehn Jahre alt, ist ein auffallend ruhiger, etwas schüchterner Junge. Er ist zu jedem freundlich und nett, mag es gern harmonisch und ist sehr anhänglich. Luis hat einen 18-jährigen Bruder, der sich jedoch inzwischen sehr nach außen orientiert hat.

Luis wirkt noch sehr kindlich, und trotz seines Alters verbringt er die meiste Freizeit mit seinen Eltern. Vor allem hängt er an seiner Mutter, die er sehr liebt, was dieser zweifellos gefällt. Nicht selten sagt sie es auch: Ihren Luis möchte sie schon noch recht lang behalten.

Nach dem Film „Die Vögel“ von Alfred Hitchcock, den er mit gemischten Gefühlen und gleichzeitig fasziniert im Fernsehen angeschaut hat, träumt der Junge folgendes: „Ich war mit Freunden in einem Turm, und wir konnten nicht mehr hinaus, weil die Türe unten zu war. Da kamen von oben zwei Meter lange Echsen, ganz viele, die haben nach uns geschnappt und versuchten Fleisch herauszureißen. Ich hab große Angst gehabt."

Der Traum erinnert den Jungen spontan an eine Szene des zuvor genannten Filmes, in der sich viele Vögel auf eine Frau stürzen und sie mit ihren Schnäbeln schwer verletzen.

Psychologischer Hintergrund

Diese Geschichte hat Ähnlichkeit mit der von Paul (S. 87). Die Mutter verhindert durch allzu große Nähe und Fürsorge Selbständigkeit und Loslösung. Damit unterbindet sie auch alle aggressiven Regungen, so dass sie Luis radikal verdrängen muss.

Im Traum gelang dem Verdrängten jedoch der Durchbruch, was den Angsttraum mit seinen schrecklichen Bildern nach sich zog. Im Traum hat sich Luis ja mit Freunden vor der Mutter entfernt und sitzt gefangen im Turm. Dies zieht jedoch strenge Bestrafung nach sich.

So gesehen stellt der Traum den unbewussten Konflikt des Jungen dar, der Film liefert hierzu die sogenannten →*Tagesreste*.

Das kommt relativ häufig vor: Das Thema eines Films mobilisiert unbewusst Konflikte des Betrachters, welche dann verschlüsselt im nächtlichen Traum auftauchen. Träumt also ein Kind von Dracula, King Kong oder anderen Filmhelden, die es tags zuvor gesehen hat, so hat dies seinen Sinn und tiefere Bedeutung wie bei anderen Tagesresten auch.

Einen gravierenden Unterschied zwischen Film und Realerfahrung müssen wir im Auge behalten. Bei Ereignissen im täglichen Leben haben wir die Möglichkeit, uns auf das Kommende vorzubereiten. Wir können unsere Erinnerung, unsere Erfahrungen überprüfen und auf das, was kommt, einstellen.

Bei Film und Fernsehen stehen solche Augenblicke nicht zur Verfügung, und der Zuschauer weiß oft auch nicht, was kommen wird. Dies ist vor allem bei solchen Filmen der Fall, die auf „Suspense", also auf gezieltes Schocken des Konsumenten, aus sind. Vor allem bei jüngeren Kindern, deren Ich noch nicht stark genug ist, sich gegen solch massive Beeinflussung zu wehren, können Filme dieser Art vermehrt Angstträume nach sich ziehen.

Germany's Next Topmodel
Vorgeschichte und Traum

Das Unbewusste kann also, wie eben dargestellt, jeden Tagesrest aufgreifen, auch ein Theaterstück, einen Film oder eine Fernsehsendung wie uns das Traumbeispiel von Luis gezeigt hat. Wichtig ist, dass das äußere Ereignis mit seinem Konflikt einen inneren zur Traumbildung anregt. Ein weiteres Beispiel:

Der 13-jährige Leon hat massive Einschlafprobleme und meint, nur im Bett seiner Mutter einschlafen zu können. Zumindest muss sie an seinem Bett sitzen, bis er eingeschlafen ist. Kürzlich ist er sofort wieder wach geworden, als sie weggegangen ist. Er ertrage das Alleinsein einfach nicht.

Eine kurze Anmerkung hierzu: Wenn ältere Kinder im Bett der Eltern oder der Mutter schlafen, so kann das für ihre künftige Entwicklung problematisch werden. Zum einen entsteht eine dauerhafte Regression, die das Vermeidungsverhalten weiterhin verfestigen kann: Die betroffenen Kinder müssen sich nicht mehr mit ihren aktuellen Konflikten und den daraus entstehenden Ängsten auseinandersetzen. Die übergroße und intime Nähe zu den Eltern – vor allem zum anderen Geschlecht – kann zudem inzestuöse Phantasien begünstigen, welche die Ängste noch verschärfen. Auf diese Weise kann auch die psychosexuelle Entwicklung eines Kindes *sehr* gestört werden.

Leon ist jetzt in der beginnenden Adoleszenz. Zunehmend nimmt er sexuelle Phantasien wahr und empfindet Wünsche nach Mädchen, aber er hat sich noch lange nicht von der Mutter gelöst – oder diese sich nicht von ihm? Der Vater hat die Familie schon vor längerer Zeit verlassen. Leon hat den folgenden Traum:

„Ich saß mit einem Freund in einem Modeladen und habe auf jemanden gewartet. Ich glaube, es war das Mädchen, das Germany's Next Topmodel gewonnen hat. Die war meine Favoritin. Im Traum dachte ich, es war meine ältere Schwester. Ich wünsche mir oft Geschwister, vor allem ältere Geschwister."

Interpretation

Germany's Next Topmodel ist eine Fernsehsendung, die vorwiegend adoleszente Mädchen anspricht. Die Sendung steht im Verdacht, dass weibliche Jugendliche, die schon anfällig sind für Magersucht, in der falschen Wahrnehmung ihres Körperselbsts bestätigt werden. So bejahen etwa Mädchen, die Germany's Next Topmodel ansehen, deutlich häufiger, dass sie sich zu dick fühlen als eine Vergleichsgruppe. Es ist eine Fernsehendung, die den Menschen letztendlich auf sein Aussehen und sein Schlanksein reduziert, voller flacher Klischees.

Allerdings ist davon auszugehen, dass Leon sich diese Sendung gerade deshalb ausgewählt hat, weil sie seiner narzisstischen Struktur entgegenkommt und seine innere Leere abbildet. Er liebt Markenkleidung, darum ist er im Traum auch in einem Modeladen. Begleitet wird er von einem anderen Jungen, der ihn gleichsam verdoppelt. Leons erotisches Ziel ist die Preisträgerin der Sendung, was einerseits seinen grandiosen Phantasien entspricht. Andererseits wird das Mädchen auf diese Weise nicht zu einem individuellen Ziel, sondern zu einer kollektiv begehrten Erscheinung, was es aus seinem Blickfeld wieder etwas wegrückt. Aufkeimendes erotisches Interesse wehrt Leon zudem mit der Vorstellung ab, die Preisträgerin sei jene ältere Schwester, die er sich wünscht. Wenn wir so wollen, ist der Traum unentwegt damit beschäftigt, die sexuellen Wünsche des Jungen unkenntlich zu machen.

Dieser Traum spiegelt die narzisstische Durchgangsphase eines Jungen an der Schwelle zur Adoleszenz. Er zeigt seine Sehnsucht nach dem anderen Geschlecht aber gleichzeitig die Angst davor. Doch auch seine große Abhängigkeit von der Mutter wird offenkundig. Sie ist so bedrohlich, dass er sie im Traum auf eine fiktive Schwester verschiebt.

Die Träume der Vierzehn- bis Sechzehnjährigen

In der Pubertät ist, wie sollte es anders sein, ein wichtiges Thema, die sich entfaltende Sexualität, und ein zweites wichtiges Thema ist, damit zusammenhängend, der

Aufbruch in die neue Welt des Erwachsenenseins. Wenn Busen oder Bart wachsen, so hat das immer auch soziale Folgen, denn der Jugendliche erlebt, wie er für das andere Geschlecht attraktiv wird.

Einbruch der Sexualität

Das Erwachen der Sexualität wird von nicht wenigen Kindern als ein Einbruch in ihr Leben erlebt. Die Folge dieser Überschwemmung des jugendlichen Ichs durch sexuelle Reize, Bedürfnisse und Phantasien aus seinem Inneren sind oft beunruhigende Angstträume, die sehr an jene aus der frühen Kindheit erinnern.

Emma war dreizehn Jahre alt, als sie folgenden Traum hatte: „Ich habe geträumt, eine Schnecke kriecht ganz langsam an meinem Bett herauf und unter meine Bettdecke. Ich geriet in große Angst und habe laut nach meiner Mutter gerufen."

„Schnecke" ist in einigen deutschen Gegenden (auch dort, wo Emma wohnt) ein umgangssprachlicher Ausdruck für das weibliche Geschlechtsorgan. Diese „Schnecke" also verbreitet solche Angst in Emmas Bett und unter der Bettdecke, dass das Mädchen die Mutter rufen muss. Insofern erinnert dieser stark an Melanies Traum von den spritzenden Räubern (s. S. 64), wo auch die Mutter zu Hilfe gerufen wurde.

Dass die Schnecke so große Angst verbreitet, das wird erklärlich, wenn wir erfahren, dass Emma ein Einzelkind ist und von der Mutter sehr gehätschelt und überbehütet wurde. Denn immer hat ja die erwachende Sexualität auch die Bedeutung des Selbständig Werdens, des Sich Lösens.

Diese Lösung aber verursacht ganz natürlicherweise immer auch Schmerz und Angst.

Werden Schmerz und Angst aber nicht durchgestanden, gelingt die Lösung nicht, so kann es zum Entwicklungsstillstand kommen, zur Festschreibung des Konflikts. Noch ist es Emma in ihrem Traum mit Hilfe der Mutter gelungen, die Angst vor den Versuchungen der unheimlichen Schnecke einzudämmen und die notwendige Ablösung zu vermeiden.

Aber nicht alle erleben ihre sich entfaltende Sexualität in so problematischer Weise. Oft steht auch das lustvolle Erleben im Vordergrund. Die 14-jährige Margit erzählte zum Beispiel folgenden Traum und war dabei recht verärgert: „Heute Nacht habe ich einen ganz arg schönen Traum gehabt. Dann bin ich leider aufgewacht. Ich habe versucht wieder einzuschlafen und weiter zu träumen. Es ging aber nicht."

Mit schöner Unschuld berichtet Margit von ihrer leisen Faszination durch die sexuelle Lust. Doch ganz unproblematisch ist ihr Traumerlebnis offenbar nicht: Ihren Wunsch, noch einmal in das Traumparadies zurückzukehren, kann sie sich nicht erfüllen.

Rosemarys Baby und Gelee-Einkochen

Traumgeschichten und wie ich damit umgegangen bin

Ich habe die Erfahrung gemacht, dass es Mädchen besser gelingt als Jungen, mit den neuen fremdartigen Gefühlen fertig zu werden. Obwohl Jungen eher zögerlich sind, über Ängste zu sprechen, weil sie dies meist schon als Eingeständnis von Schwäche erleben, wurden mir viel mehr

Angstträume von Jungen in der Pubertät berichtet als von Mädchen. Das hat natürlich auch etwas damit zu tun, dass ich ein Mann bin.

Die folgenden beiden Träume stammen aus Gesprächen mit Schülern, die sich während meiner Arbeit als Lehrer wegen allerlei Problemen an mich gewandt hatten.

Jörg war 15 Jahre alt, galt bei den Lehrern als schwierig, aggressiv und aufsässig. Er hatte als Kind unter einem sehr strengen Vater zu leiden gehabt, hatte Lernprobleme bekommen und war in der Hauptschule geblieben. Im Folgenden seine Traumerzählung:

„Da bin ich aufgestanden, nachts, und hab auf die Toilette müssen. Im Traum. Und da ist etwas hinter der Ecke gewesen. Ich bin hinter die Ecke gegangen, und dann ist die Tür aufgegangen und wieder zu. Und dann hab ich Bretter geholt und hab die Tür vernagelt und die Fenster, bin wieder in mein Zimmer und hab die Tür zugehalten. Aber dann war es wieder da und hat gegen die Türe gedrückt. Ich bin wieder in mein Bett und habe die Decke über mich gezogen. Wie ich vorher auf dem Gang gewesen bin, hab ich auch meine Mutter gesehen, so weit weg, und die hat mir zugewunken. Wie ich wieder unter der Decke gelegen bin, war's auf einmal aus."

Was ist das für ein „Etwas", das den Jungen so erschreckt hat? So dass er gar mit Brettern die Tür vernageln, dass er voller Panik die Tür zuhalten muss, und gegen das er sich trotzdem nicht wehren kann, denn es drückt herein mit äußerster Kraft. Im Gegensatz zu Kindern äußern Jugendliche zu ihren Träumen spontane Einfälle und Erinnerungen (→*Assoziationen*). Mit ihrer Hilfe gelingt es leichter, den zentralen Konflikt aufzudecken. Im Anschluss an seine Traumerzählungen fragte ich Jörg nach dem seltsamen Wesen, und er antwortet: „Ganz sicher war es etwas Böses, das von mir etwas gewollt hat."

„Erinnert dich etwas an ein Erlebnis, was du bei Tag hattest, an etwas, das du irgendwo gesehen oder von dem du gehört hast?"

„An einen Film, Rosemarys Baby. Den Film hab ich mal angeschaut, da war ich noch nicht so alt, und da hab ich mir die Augen zugehalten."

„Welche Szene aus dem Film fällt dir denn dazu ein?"

„Da wo die Rosemary die Treppe hinuntergegangen ist, in den Keller, und das Kind gefunden hat."

„In dem Film ist dieses Kind doch das Kind des Teufels?"

„Ja!"

Die Einfälle von Jörg klären einiges auf: Was hier mit Brachialgewalt einbricht und jeden Widerstand von vornherein vergeblich macht, ist für ihn offensichtlich geradezu der Inbegriff des Bösen, nämlich ein Abkömmling des Teufels. Wie kommt es zu diesem makabren Traumbild?

Im Gegensatz zu Jörg ist Manfred, 14 Jahre alt, eher still, sehr angepasst und willig. Er ist hilfsbereit, offen, und alle Lehrer mögen ihn sehr. Manfred ist ohne Vater groß geworden und hängt bis heute sehr an seiner Mutter, welcher er oft freiwillig im Haushalt hilft. Seine lauten und gelegentlich aufbrausenden Mitschüler fürchtet er ein wenig, und er hat viel lieber Kontakt zu Mädchen.

Manfred erzählt die beiden folgenden Träume: „Ich liege allein im Zimmer auf dem Bett. Da hör ich auf einmal

Geräusche an der Wand. Also, die Wände bekommen Risse, der Putz fliegt runter von den Wänden. Als die Tür einfliegt, sehe ich lauter Murmeln, riesige runde Murmeln auf mich zukommen und die Mauern einreißen. Als sie auf mich zukommen, wach ich aus dem Traum auf."

„In einem andern Traum war es ähnlich, bloß da war es Masse, riesige Masse. Da bin ich in einem Zimmer mit einer Tür. Da kommt die Masse auf mich zu, ich flüchte durch die Türe und schließe die Tür hinter mir. Und da ist wieder ein Raum mit einer Tür. Und als die Masse die Tür bedrängt, da fliegt die Tür ein und kommt auf mich zu. Und als sie mich bedrängt, wach ich aus dem Traum auf."

Im folgenden Gespräch erinnert sich Manfred, dass ihn die unheimliche Masse an Gelee erinnere und dass er früher der Mutter sehr gerne beim Einkochen von Gelee zugesehen hätte.

Psychologischer Hintergrund

Ich habe die Träume der beiden Jungen nebeneinandergestellt, weil sie sich sehr ähneln. Dies, obwohl die Charaktere der beiden Träume geradezu entgegengesetzt sind.

Das Erwachen der Sexualität in der Pubertätszeit – ich habe es bereits erwähnt – wird von vielen Jugendlichen wie ein gewaltsamer Einbruch erlebt. In Jörgs Traum bricht etwas Böses, ja Teuflisches in eine ehemals einigermaßen geordnete Welt ein: ein eindrucksvolles Bild für die konflikthafte erlebte Sexualität.

Auch bei Manfred drang etwas Unheimliches ein und riss nieder, was sich ihm entgegenstellte, riss sogar die letzte Türe ein. Die Wände bekamen Risse, die bisher so festgefügte Welt, welche Sicherheit und Geborgenheit vermittelt hat, wird bis in ihre Fugen erschüttert.

Obwohl außer seinem Traum-Ich – und daraus beziehen beide Träume einen Teil ihrer unheimlichen Wirkung – keine Person im Traum zugegen ist, führen Manfreds Einfälle letztlich zur Mutter. Ich möchte daran erinnern, dass auch in Jörgs Traum die Mutter zitiert wurde, wie sie ihm zugewinkt hätte.

Es ist nicht der mächtig erlebte Triebeinbruch allein, welcher Angst und Schrecken verbreitet: Die erwachsende Sexualität bedeutet gleichzeitig, dass sich der Jugendliche von seinen Eltern lösen und sich verselbständigen muss. Der endgültige und schmerzhafte Abschied von der Kindheit kündigt sich an, Abschied von Murmeln und gemütlicher Zweisamkeit mit der Mutter beim Gelee-Einkochen.

Es ist also auch die Angst vor einer unsicheren und ungewissen Zukunft, welche sich bemerkbar macht und den Jugendlichen zurücktreibt in die Welt der frühen Kindheit. Was allerdings bei Tag einigermaßen verleugnet werden kann, das gelingt im Traum nicht mehr, und daher rührt die so tiefe, weil existentielle Angst: Es ist erschreckende Realität, dass die Zeit der Kindheit endgültig vorbei ist.

Traumerzählungen wie jene von Jörg und Manfred sind Ventil und Hilferuf gleichzeitig. Ohne irgendeine Deutelei, lediglich indem ich mir die Träume anhörte, gewährte ich schon Entlastung. Und indem ich das Gefühl vermittelte, dass solche Träume in diesem Alter weit verbreitet sind, dass überhaupt Angstträume bei Jugendlichen zu allen Zeiten vorgekommen sind, konnten die zugrundeliegenden Ängste schon ein wenig verringert werden.

Den Hausmeister eingewickelt …

Die Traumgeschichte

Wenn die Sexualität von Pubertierenden in der Regel schon sozusagen „an sich“ als problematisch erlebt werden kann, so ergeben sich doch die entscheidenden Probleme aus den sozialen Bedeutungen- darauf wurde bereits hingewiesen – die die sexuellen Veränderungen haben. Das möchte ich am Traum der 13-jährigen Hanna aufzeigen.

Hanna ist körperlich früh entwickelt. Ab und zu kommt es vor, dass ihr einmal ein Mann hinterherpfeift. Und das registriert sie durchaus mit Genugtuung. In der Schule hat sie mit ihren Reizen offenbar auch den Hausmeister nicht ganz kalt gelassen, der ihr seit neuestem immer recht interessiert und aufmerksam nachsieht.

In dieser Situation hat Hanna folgenden Traum: „Ich ging in den Keller, um Sprudel heraufzuholen. Das stand eine vermummte Gestalt in der Ecke, nur die Füße schauten heraus: Jemand musste den Hausmeister eingewickelt haben. Ich hatte große Angst, in die Ecke hineinzugucken. Dabei ist der Hausmeister doch geradezu ein netter Mensch!“

Psychologischer Hintergrund

Der dunkle und abgelegene Keller löst einerseits Ängste vor unheimlichen Dingen aus, andererseits aber auch verführerische Vorstellungen. Als tiefst gelegener Ort im Haus kann der Keller im Traum auch die „unteren“ Körperregionen symbolisieren. Dort also entdeckt Hanna im Traum den Hausmeister. Irgendjemand hat ihn „eingewickelt“. Bedeutet das hübsche Wortspiel, dass sie, Hanna, ihn „eingewickelt“, das heißt „umgarnt“ hat? Dass es im Traum ein „Jemand“ ist, der den Hausmeister eingewickelt hat, deutet darauf hin, dass Hanna, auch wenn sie die Blicke der Männer genießt und mit Genugtuung registriert, offenbar ihre neugewonnene erotische Gestalt und Anziehungskraft noch nicht als ihr „Eigenes“ erlebt.

Andererseits wurde der Hausmeister – nun im wörtlichen Sinn – so sehr eingewickelt, dass nur noch die Füße herausschauten, dass man also die männliche Gestalt gar nicht mehr erkennen konnte. Der Hausmeister „ist geradezu ein netter Mensch“ – doch richtig hinzugucken, davor hat Hanna trotz der gründlichen Maskierung Angst.

Die Sexualität ist, um es noch einmal zu sagen, in der Pubertät also nicht nur ein Problem des erwachenden Triebes und in dieser Hinsicht Thema von Angstträumen, sondern vor allem, weil dieser erwachende Trieb und die damit einhergehende Veränderung der körperlichen Gestalt soziale Folgen hat: Wie zum Beispiel die notwendige Loslösung von der Mutter (siehe Emmas Traum) oder – wie hier in Hannas Traum – die sich entfaltende erotische Anziehung, mit der umzugehen auch gelernt sein will.

Aladin und die Wunderlampe oder Lust und Ablösung

Träume und insonderheit Träume aus der Pubertät lenken unseren Blick manchmal auf problematische Situationen der Entwicklung.

Dabei kann ein sozusagen „natürlicher“ Entwicklungskonflikt im Vordergrund stehen oder eine individuelle lebensgeschichtliche Problematik. Es kann uns ein

Entwicklungsstillstand signalisiert werden oder ein neuer „Aufbruch“.

Familiärer Hintergrund samt Traum

Drastisch und scheinbar unverhüllt kommt in der folgenden Fallgeschichte das Thema „Masturbation“ zur Sprache. In Wirklichkeit handelt es sich um einen sehr komplexen Traum, in dem es um viel mehr geht.

Dennoch ist die Geschichte des 13-jährigen Mark nichts Besonderes, weil sie sehr häufig in dieser Weise vorkommt. Der Junge war von seiner ehrgeizigen Mutter von frühester Kindheit an angespornt worden, nur ja immer der Erste zu sein, ob im Sport, beim Musizieren, in der Schule. Bisher hatte der Junge sich tatsächlich dem Willen der Mutter völlig unterworfen und so „funktioniert“, wie es sich die leistungsorientierte Mutter gewünscht hatte. Dies ging zu Lasten seiner Persönlichkeitsentwicklung, ein eigenes „Ich“ hatte er kaum ausbilden können.

Mit der beginnenden Pubertät hatte er angefangen, sich der Mutter zu versagen. Er versagt in der Schule und „fühlt sich außerstande“, auch geringen Anforderungen des Alltags nachzukommen. Der ehemals hoch motivierte und interessierte Junge wirkt in der Schule oft wie geistesabwesend und hängt unverkennbar seinen Tagträumereien und Phantasien nach. Sein Leistungsabfall in der Schule zieht Spannungen in der Familie nach sich. Dabei fühlt Mark sich überhaupt nicht wie ein „Sieger“, der endlich eigene Wege geht und sich den ehrgeizigen Vorstellungen der Mutter entzieht. Er hatte ihre Vorstellungen, er müsse etwas Großes leisten, längst in sich aufgenommen und erlebt sie als die seinen. Aber er fühlt sich seit einiger Zeit beim Lernen blockiert, kann sich nicht mehr konzentrieren, und seine Gedanken schweifen immer wieder ab. Mark sucht darum ein Gespräch mit mir, und dabei erzählt er unter anderem den folgenden Traum: „Ich rieb ganz schnell an meinem großen Zeh. Da bekam ich wunderschöne Gefühle und konnte plötzlich fliegen. Ich flog über unser Haus und ganz weit weg."

Psychologischer Hintergrund

Der sexuelle Charakter des Traums ist unverkennbar. Das schnelle Reiben am Zeh, die anschließenden wunderschönen Gefühle samt Flugphantasien: Die Masturbation wird in diesem Bild auffallend unverhüllt dargestellt. Träume vom Fliegen wurden schon von Sigmund Freud als Erinnerung an das kindliche „Durch-die-Luft-Fliegen", aber auch als mögliches Bild für die Erektion des Gliedes und damit verbundene Lustgefühle gesehen (s. oben). Ich möchte an dieser Stelle auch an Ulis Traum vom Adler erinnern, der sich in die Lüfte erhob. Uli war erst fünf Jahre alt, und er hat sich – für die Altersstufe typisch – ein Tier für die Darstellung seiner „hochfliegenden" Gedanken bzw. Gefühle gewählt (s. S. 59).

Aber gerade weil das Thema Sexualität so unverstellt und kaum symbolisch verhüllt dargestellt wird, ist zu vermuten, dass noch anderes in dem Traumbild verschlüsselt ist. Denn der Traum kann auch einmal direkte sexuelle Darstellungen verwenden, um ganz andersartige, konflikthafte Themen zu verarbeiten.

Ich möchte an dieser Stelle zum tieferen Verständnis ein Märchen aus der Sammlung „Tausendundeine Nacht" heranziehen, das Märchen vom Aladin mit der Wunderlampe. Dieser „Ala ed Din“ war ja der Sohn eines alten armen Schneiders, der es in seinem Leben zu nichts Rechtem gebracht hatte. Und jener Schneider gab alle Hoffnung für sich auf, setzte aber alle Hoffnungen in seinen Sohn. Dies kommt in der heutigen Zeit sicherlich noch häufiger vor.

Aladin war jedoch sehr ungeschickt und lebte mehr in seinen Träumen als im Alltag und hoffte auf ein Wunder. Tatsächlich bekommt Aladin nach dem Tod seines schwachen Vaters und durch die Hilfe eines dämonischen Zauberers eine „Wunderlampe“. Wenn er an dieser Lampe reibt, erscheint ein „furchtbarer Riese“, so groß, „dass er das Zimmer zersprengte“. Dieser Riese erfüllt Aladin jeden Wunsch, jede Phantasie, er kann alles herbeischaffen und bringt Aladin auch an jeden Ort, an den er will.

Sicherlich ist auch im Reiben der Wunderlampe, im Erscheinen des Riesen und im Ausleben aller Phantasien eine sexuelle Bedeutung zu sehen. Der tiefe Sinn ist jedoch, dass es einem im Alltag unglücklichen und schwachen Menschen gelingt, sich mit Hilfe seiner Phantasien eine Welt zu schaffen, in der er Alleinherrscher ist und zum Größten wird.

Zu allen Zeiten war das Fliegen ein unerfüllbarer Wunschtraum des Menschen, und auch heute noch ist die Vorstellung vom Schweben aus eigener Kraft ein eindrucksvolles Bild für etwas Einmaliges, das sonst niemand beherrscht. Insofern ist es nachzuvollziehen, dass der →*Flug- oder Schwebetraum* auch als der intensive Wunsch eines sich im Alltag minderwertig und schwach fühlenden Menschen gedeutet werden kann, „alle zu überflügeln“ (s. S. 188).

In diesem Traum ist also die bildliche Darstellung der sexuellen Lustgefühle nur Anlass, den dringenden Wunsch des Jungen darzustellen, sich aus der Enge des elterlichen Hauses zu entfernen, sich aus der totalen Abhängigkeit der Mutter zu lösen, die Situation zu überwinden und die ganze drangvolle häusliche Bedrückung „unter sich zurückzulassen“. Es ist ein Wunscherfüllungstraum, der das Leistungsversagen des Jungen in der Schule und zu Hause jedenfalls in einem anderen Licht erscheinen lässt, als eine Leistung nämlich, die der Loslösung aus dem Griff der Mutter und ihren Anforderungen dient.

Ist eine Lösung in Sicht?

Aber damit ist Mark in eine Sackgasse geraten, denn er hat ja nicht den Weg nach außen gesucht, um sich von der Mutter zu lösen, sondern den Rückzug nach innen. Tagträume können wichtig sein, weil mit ihnen im bewussten Phantasieren ausgesponnen wird, was noch nicht ins direkte Handeln umgesetzt werden kann. Andererseits können sie – wie die Masturbation auch – einen suchtartigen Charakter bekommen, weil alle Phantasien leicht und zu jeder Zeit und ohne zwischenmenschliche Beziehung möglich sind. Doch je stärker der Druck der Mutter weiter auf Mark lasten wird, „etwas Besonderes“ zu leisten, desto mehr wird er sich aufgrund realer Enttäuschungen nach innen zurückziehen.

Damit er aus seiner problematischen Situation herausfinden kann, muss die Mutter Mark zunächst einmal einfach in Ruhe lassen. Denn er selbst muss, ohne den ständig vorhandenen Leistungsdruck, seinen ihm gemäßen Weg finden. Erst wenn die Eltern eingesehen haben, dass sie durch äußeren Druck nichts verändern werden, kann in offenen Aussprachen ein gemeinsames Suchen beginnen und vielleicht Entspannung erreicht werden. Der Lehrer, welcher die Position des neutralen Dritten einnimmt, kann dabei oft eine wichtige Hilfestellung leisten.

Wünsche und Wahrheiten im Traum: Fatma und die Dracula-Familie

In den Träumen der meisten Menschen ist die Schule ein Ort der Prüfungen, der Strafen und der peinlichen Erlebnisse. Oft hat der Lehrer im Traum die gleiche Rolle wie ein Zollbeamter oder ein Polizist, kontrollierend und strafend steht er stellvertretend für ein strenges →*Über-Ich*.

Ganz im Gegensatz dazu ist in den Träumen der Mädchen aus migrantischen Familien, insbesondere der aus der Türkei, Italien und Spanien eingewanderten, die Schule oft ein Hort von Freiheit und Glück, aber auch von Versuchung. Lehrerinnen und Lehrer sind in Phantasien und Traum sehr oft idealisierte Elternbilder, denen gegenüber sie jedoch gleichzeitig eine sehr zwiespältige Haltung einnehmen. Dies ist nur auf dem Hintergrund der besonders strengen und triebunterdrückenden Erziehung zu verstehen, die bei manchen Mädchen mit Migrationsgeschichte – spätestens mit beginnender Pubertät – das Zuhause zum Gefängnis machen kann und sie im Gegensatz dazu die Schule als Ort der vielfältigen Möglichkeiten, Begegnungen und verbotenen Phantasien erleben lässt. Ich will aber darauf hinweisen, dass die folgende Fallgeschichte wie immer ein Einzelfall ist.

Traumgeschichten und familiärer Hintergrund

Fatma, vierzehn, stammt aus einem kleinen Bauernhof in Anatolien. Seit zehn Jahren lebt sie in Deutschland. Die Eltern sind strenggläubige Moslems und wünschen, dass ihre Tochter möglichst wenig Kontakt mit einer ihrer Meinung nach unerfreulichen Umwelt haben soll. Und so lebt Fatma seit ihrem zwölften Lebensjahr zu Hause wie in einem Gefängnis. Zwar darf sie – sehr gegen den eigentlichen Willen der Eltern – noch die Schule besuchen, weil das in Deutschland eben Gesetz ist. Doch ist dies tatsächlich die einzige Möglichkeit des Mädchens, aus der elterlichen Wohnung herauszukommen.

Der Vater herrscht streng und autoritär über die Familie: Angestrebtes Ideal ist, dass seine Töchter einmal ebenso tatkräftige wie folgsame Ehefrauen und Mütter werden sollen wie seine Frau. Und bis dahin ist jeder Kontakt mit Gleichaltrigen, insbesondere aber mit Jungen, untersagt. Denn sie sollen „rein bleiben und der Familie keine Schande bereiten".

Zwei Merkmale kennzeichnen die Situation in Fatmas Familie. Das strenge und despotische, dazu triebfeindliche Regiment des Vaters (der nach außen hin alle Gefühle von Wärme und Zuneigung verleugnet) schafft eine Atmosphäre von Heuchelei und Unechtheit und erzeugt ständig Angst vor Strafe. Daraus resultiert die Unfähigkeit der Familienmitglieder zu kommunizieren, die ängstliche Weigerung, den anderen zu verstehen und sich in seine Welt zu versetzen, ja Konflikte überhaupt anzusprechen. In ihrem Lehrer sieht Fatma derzeit alle positiven Vatereigenschaften, die sie bei ihrem Vater so vermisst. Also ist es naheliegend, dass sie dem Lehrer auch Träume erzählt, die sie in Unruhe versetzen und ängstigen.

Fatmas erster Traum: „Ich war in der Schule, und Matthias hat mit mir geknutscht und mich abgeküsst. Ich habe ihn dann mit heimgenommen, meine Familie hat sich sehr darüber gefreut und ihn aufgenommen. Plötzlich waren alle weg, und ich war allein und ganz traurig."

Diesen Traum hat Fatma auch spontan gemalt. Den blonden Matthias, der eine auf dem Bild verschämt errötete Fatma küsst, schaute sie zum Schluss etwas unzufrieden an. Plötzlich kam ihr eine Idee: Mit einer Schere schnitt sie sich eine Strähne vom Kopf und klebte sie dem Jungen, um ihn türkisch zu machen und ihn damit (wie im Traum) in die Familie „aufzunehmen", als Bart ins Gesicht.

Fatmas Traum lässt deutlich erkennen, dass in ihm ungestillte Wünsche des Wachlebens erfüllt werden. Der Traum muss ihr einen Ausgleich bieten. Denn tagsüber ist sie gezwungen, alles Triebhafte und alle Wünsche nach Nähe zu unterdrücken. Denn sie will ja so sein wie die deutschen Mädchen. Die Wünsche nach Loslösung und Triebbefriedigung werden bei Tag von ihrem durch die elterlichen Verbote geschärften Gewissen abgewiesen und unterdrückt. Im Traum aber kann Fatma diesen Bedürfnissen nachgeben. Doch selbst im Traum wirken die elterlichen Drohungen noch so stark, dass Fatma doch wieder allein ist und sich traurig und depressiv fühlt. Ähnlich ist auch die Problematik im Traum der 16-jährigen Pelin auf Seite 147.

Worin die Not Fatmas bestand, das konnte der Lehrer, der sich in die Situation der Schülerin hineinzuversetzen mochte, nachempfinden und verstehen. Aber: Wie groß die Not war, das war ohne darüber hinausgehende Erkenntnisse nicht auszumachen. Und das war auch nicht dem folgenden Traum zu entnehmen. Es war die Zeit der Dracula-Filme im Fernsehen, und das Motiv vom blutsaugenden Vampir spuckte durch viele Kinderträume.

„Ich war die Geliebte vom Grafen Dracula und habe wie dieser Blut saugen können. Da habe ich meine ganze Familie gebissen. Schließlich kam der Dracula und verfolgte mich. Ich rannte vor ihm fort, doch er fing mich. Ich wurde von ihm gebissen und geschlagen.

Dann flüchtete ich vor ihm in die Schule. Da habe ich den Lehrer gesehen und war froh, dass mir nichts mehr passieren konnte."

Wenn die Informationen fehlen …

Das Motiv vom Dracula ist ein beliebter „Tagesrest", doch warum sich das Unbewusste gerade dieses Bild zur Darstellung wählt, hat immer ganz individuelle Gründe. Diese Gründe erschließen sich zu Beispiel über freie Einfälle des Träumers zu einem Traum und über die Verknüpfung dieser Einfälle mit der Lebensgeschichte. Solche Einfälle und Informationen konnte der Lehrer in diesem Falle nicht einholen. Dass in diesem Traum die Loslösungsversuche des Mädchens aus seiner Familie eine Rolle spielten, war ihm deutlich, auch die Tatsache, dass Fatma sich ausgebeutet und ausgesaugt fühlt und dies im Traum den Eltern heimzahlt, konnte er verstehen. Doch warum wird sie vom Vampir gebissen und geschlagen? Fatma wollte über diesen Traum nicht weiter sprechen. Dies wurde akzeptiert, aber so blieb vieles dunkel.

Wenig später wurde der Traum auf drastische und erschütternde Weise dechiffriert: Fatma hatte zu Hause eine Überdosis Tabletten geschluckt und wurde in der Schule, in der Unterrichtsstunde bei besagtem Lehrer, ohnmächtig; sie musste mit dem Notarztwagen ins Krankenhaus gebracht werden. Als man sie dort untersuchte, stellte man fest, dass der gesamte Körper blau unterlaufen und mit Striemen übersät war. Der Vater hatte sie am Vortag – sie war ohne Ankündigung nachmittags weggegangen – mit einem Gummischlauch geprügelt, bis sie bewusstlos geworden war. Dabei stellte sich heraus, dass sie vom Vater regelmäßig gezüchtigt wurde. Und damit war auch verständlich, wieso sie zu ihrem Dracula-Traum nichts weiter hatte sagen wollen. Sie hätte ja sonst genau darüber reden müssen, wollte aber die Gewalttätigkeit ihres Vaters nicht preisgeben. So war der verschlüsselte Hilferuf in dem Traum vom blutsaugenden und schlagenden Dracula nicht zu verstehen gewesen. Dabei wird in diesem Traum sogar vorweggenommen, dass das Mädchen bei seinem Lehrer Schutz suchte und von ihm Hilfe erwartete („Da habe ich den Lehrer gesehen und war froh, dass mir nichts passieren konnte"): Ihren demonstrativen Selbstmordversuch hatte sie ja so angelegt, dass er vor den Augen des Lehrers ablaufen musste, so dass andererseits wirklich „nichts passieren konnte".

Wie es mit Fatma weiterging

Sowohl die Krankenhausärzte als auch der Lehrer führten mit Fatmas Vater verschiedene Gespräche. Er hatte unter dem Druck der Ereignisse auch reumütig versprochen, dass Fatma – so, wie sie es sich ja gewünscht hatte – weiterhin in Deutschland zur Schule gehen dürfte. Ja er war sogar damit einverstanden, dass Fatma nach der Schulentlassung einen Beruf erlernen dürfte. Es schien so, als würde es Fatma etwas bessergehen, und sie erzählte einen weiteren Traum: „Da sind so Leute zu uns gekommen mit meinem Onkel, es waren Geschäftskollegen von ihm. Dann hat mein Onkel gesagt, dass er jetzt fort müsste. Und da waren ganz junge Männer, halt mit Bart und so, da hat mein Onkel gesagt, denen nicht die Türe aufmachen! Die sollen ruhig draußen warten! Da war so ein junger Mann dabei, der war ganz hübsch und so, der hat gesagt: ‚Mach mal auf, ich möchte dich mal kennenlernen!' Da habe ich halt die Türe aufgemacht, da sind auch die anderen Männer von hinten reingenommen. Da haben sie mich genommen und gepackt und so, haben sie gesagt: ‚Möchtest du mich heiraten?' Da haben sie dann ein Messer genommen, haben sie mich aufgeschnitten, da war's ganz richtig blutig, und sie haben auch richtig mit dem Messer geschnitten. Am kleinen Finger! Und dann sind meine Eltern gekommen vom Geschäft. Da hat mein Vater gesagt: ‚Ja was regst du dich denn auf. Wenn der junge Mann dich liebt, warum willst du dann nicht heiraten?' Dann habe ich gedacht, jetzt sollte ich nichts mehr sagen. Dann gab es eine Verlobung, und an der Verlobung zog ich das ganz schwarze Kleid an. Da sagte der Junge zu mir: ‚Ja, ich hab dich schon einmal in meinem Traum gesehen, und du hast mich auch schon mal in deinem Traum gesehen.' Dann habe ich noch gesagt gehabt: ‚Nein, ich kann dich noch nicht heiraten. Ich will noch weiter in die Schule gehen. Ich möchte was werden und noch nicht heiraten und vom Mann abhängig werden.‘ Ich tät auch manchmal deutsch schwätzen und manchmal türkisch – ist ganz durcheinander.“

Es ist wie beim Wolf und den sieben Geißlein. Ihnen wurde ja ebenfalls verboten, die Türe zu öffnen, aber sie haben dann doch gegen die elterlichen Verbote verstoßen. Was Fatma zuerst süß und verlockend erschien, symbolisiert durch den netten jungen Mann, entpuppt sich plötzlich als brutal, gefährlich und zerstörerisch.

Männer kann Fatma nur als gefährlich und gewalttätig erleben. Die Pubertät hat bei dem Mädchen frühkindliche Vorstellungen und Sexualängste wiederbelebt, Phantasien und Verstümmelung, von Vergewaltigung und von grausamer Unterdrückung. Solche kindlichen Befürchtungen kommen in gewissem Maß bei allen Kindern vor, und sie werden im Allgemeinen mit beginnender Pubertät wiederbelebt. Doch haben bei Fatma die Tabuisierungen alles Geschlechtlichen und die fehlende Aufklärung über biologische Vorgänge besonders monströse Phantasien um zwischenmenschliche Beziehungen, Sexualität und Menstruation wuchern lassen, wie die Traumbilder zeigen. Vor allem aber identifiziert Fatma Männlichkeit fast ausschließlich mit körperlicher Gewalt.

Daneben zeichnet sich ab, dass die elterlichen Ideale für Fatma keine mehr sind und dass eine Suche nach neuen Wertvorstellungen und Bindungen bereits eingesetzt hat. Elterliche Ideale, die inzwischen abgelehnt werden: dass ein Mädchen sich allzeit dem Mann zu unterwerfen hat, dass es auch keine Schulbildung nötig hat, weil es früh heiratet. Im Traum beantwortet Fatma die erzwungene Verlobung deshalb auch sehr deutlich mit einem schwarzen Kleid. Neue Ideale sind inzwischen für Fatma: in der Schule zu bleiben wie alle gleichaltrigen deutschen Freundinnen, keine zu frühen Bindungen und Abhängigkeiten einzugehen und unabhängig und frei zu sein. Die Irritation des Mädchens, ob sie nun deutsch oder doch noch türkisch ist, zeigt sich auch daran, wie sie im Traum einmal deutsch und einmal türkisch spricht.

Und trotzdem zieht sich durch den ganzen Traum die Frage, ob sie sich letztlich gegen die väterliche Gewalt durchsetzen kann. Fatmas Zweifel waren nur zu sehr berechtigt. Wenig später, nachdem sie die Schule verlassen hatte, wurde Fatma mit einem jungen Mann verlobt, den der Vater für sie ausgesucht hatte. Ein halbes Jahr nach ihrer Schulentlassung lud mich Fatma zu ihrer Hochzeit ein. Ich habe sie bei der Hochzeitsfeier allerdings nicht mehr sehen können, weil sie bei den Frauen bleiben musste, die für sich alleine feierten. Danach zog Fatma weg, und ich habe sie aus den Augen verloren. Vor einiger Zeit hat mich Fatma angerufen. Sie hätte inzwischen zwei Kinder, und es ginge ihr gut. Mit dem Ältesten hätte sie jedoch große Probleme in der Schule, und sie wollte von mir einen Rat, wie sie ihm helfen könnte.

Abschließende Gedanken zu den Träumen der Heranwachsenden

Mit dem Jugendlichenalter soll der Heranwachsende eine seelisch autonome Person werden und sich endgültig von seinen Eltern lösen. Dies macht verständlich, warum Heranwachsende ihre Träume jetzt meist für sich behalten, sie vielleicht einem gleichaltrigen Freund anvertrauen und nur noch in seltenen Fällen einem Erwachsenen ihres Vertrauens.

Die Träume werden jetzt komplexer, verwirrender und unterscheiden sich nicht mehr sehr von den Träumen erwachsener Menschen. Es geht um den Einbruch der Sexualität und von aggressiven Wünschen. Dies verbreitet oft zunächst Angst und Schrecken. Es sind darum oft Träume, wo etwas Böses in eine ehemals harmonische Welt einbricht, wie die beiden zuvor erwähnten (S. 125), Bilder von Eruptionen, Überschwemmungen und Katastrophen. Bei Mädchen sind es oft männliche Verfolger, manchmal mit Messern, Stangen oder Pistolen, Einbrecher, die nächtliche Schrecken verbreiten. Diese Symbolisierung erfolgt aus gutem Grund, weil ja der jugendliche Träumer „die Dinge meist noch nicht beim Namen nennen darf".

Wie bereits erwähnt, wurden mir viel mehr Angstträume von Jungen während der Pubertät berichtet als von Mädchen. Dies kann natürlich auch auf die Tatsache zurückzuführen sein, dass der Adressat ein Mann war oder dass Mädchen Triebkonflikte gründlicher verdrängen als Jungen. Doch mit der Zunahme von Konflikten wächst immer auch die Möglichkeit, sie zu bewältigen, lernt der Jugendliche Strategien, mit den neuen „Reizen" umzugehen. Die soziale Bedeutung der Sexualität, die lustvollen Phantasien, von anderen begehrt zu werden, schlagen sich in vielen Träumen nieder. Diese Träume sind meist so geheim, dass sie niemand zu Gehör bekommen darf. Der Jugendliche muss sich verselbständigen. Das heißt, er muss sich auch von den Vorstellungen und Idealen der Eltern entfernen.

Es ist somit eine Zeit des Umbruchs und der Wandlungen. Der alte Mensch muss sterben, um Platz zu schaffen für den neuen. Dieser Weg ins Neue, ins Unbekannte, die damit verbundene – zunächst – unbewusste Ahnung von der Welt des Erwachsenenseins, die unter Gefahren erobert wird, ist zentrales Thema der sogenannten Wandlungsträume (s. S. 117).

Lernstörungen und ihre Hintergründe – Träume migrantischer Schüler

Die Vorgeschichte

Fatmas Geschichte und ihre Träume (s. S. 136) zeigen, wie problematisch es für Jugendliche mit Migrationsgeschichte sein kann, zwischen zwei Kulturen zu leben. Sie sehen bei ihren Altersgenossinnen alle Freiheiten und werden deshalb doppelt hart mit den moralischen und religiösen Idealen der Eltern konfrontiert: Von den zuhause gelebten Werten und den elterlichen Idealen haben sie sich meist entfremdet, in der neuen Lebenswelt können sie nicht Fuß fassen. Es ist eine große gesellschaftliche Aufgabe, diese Diskrepanz für die betroffenen Mädchen nicht zu einem unlösbaren Konflikt werden zu lassen.

Im Folgenden möchte ich ein Projekt vorstellen, das ein Lehrer an einer Sonderschule für Lernbehinderte durchführte.* In seiner Klasse waren fünfzehn Schülerinnen und Schüler, und bis auf einen Schüler waren alles Kinder von italienischen und türkischen Staatsangehörigen. Dies ist

* Herr Helmut Schäberle hat dieses Projekt an der achten Klasse einer Sonderschule für Lernbehinderte durchgeführt. Ich danke ihm ganz herzlich für sein Einverständnis, das Traumprojekt veröffentlichen zu dürfen.

beinahe die Regel: Tatsächlich besuchen Schüler mit Migrationsgeschichte Sonderschulen verhältnismäßig häufiger als deutsche.

Einige Gründe und Ursachen für diese Häufung von Lernbehinderung bei Kindern mit Migrationshintergrund werden vielleicht deutlich, wenn ihre Träume für sich sprechen. Auslöser für das ungewöhnliche Projekt des Lehrers war, dass eine Lehreinheit über Umwelterziehung nicht durchzuführen war. Sie scheiterte am offensichtlichen Desinteresse der Jugendlichen und an der fehlenden persönlichen Betroffenheit.

Nun ist das nichts Besonderes. Viele Unterrichtsvorhaben scheitern daran, dass Jugendliche in diesem Alter ganz andere Probleme und Konflikte haben, die sie regelrecht überwältigen und bei denen sie von der Schule nur selten Unterstützung erhalten. Und je unüberwindlicher diese Konflikte den Jugendlichen erscheinen, desto stärker werden sie sich in Form von Unlust und Desinteresse im Unterricht auswirken.

Aber der Lehrer dieser Sonderschulklasse gab sich mit dieser Tatsache nicht zufrieden. Er suchte vielmehr direkten Zugang zum persönlichen Erleben seiner Schüler, um ihren Lernstörungen auf die Spur zu kommen. Darum schlug er ihnen vor, einmal ihre Träume zu berichten, obwohl er anfänglich nicht sicher war, ob sie es sich trauen würden. Zu seiner Überraschung traf er auf eine große Bereitschaft. Denn bislang hatten sie dazu keine Gelegenheit gehabt, auch untereinander nicht. So setzen sich alle in eine Runde, und jede und jeder durfte seine Träume berichten.

Traumgeschichten und psychologischer Hintergrund

Wenn ich im Folgenden einige dieser Träume darstelle und den psychologischen Hintergrund erläutere, möchte ich betonen, dass nichts den Schülerinnen und Schülern von diesen Erkenntnissen mitgeteilt und die Träume nicht „gedeutet" wurden. Allein schon die Tatsache, dass sie sich danach von ihrem Lehrer besser verstanden sahen, führte dazu, dass auch für sie das Lernen leichter wurde.

So träumte die 16-jährige Pelin: „Die Lehrerin, die ich in der ersten Klasse hatte, hat einen türkischen Mann geheiratet. Dann ist sie von der Schule weg. Sie hat ein Kind gekriegt, ein Mädchen. Dann kam sie zu uns zu Besuch, sie hat gesprochen und Tee und Kaffee getrunken. Ihr Mädchen war schon groß, fünf Jahre. Ich hab nach ihrem Mädchen gefragt, aber ich hab's vergessen. Dann ist das Mädchen unter ein Auto gekommen, der Fahrer war mein Vater. Dann kam sie nicht mehr zu Besuch und hat nicht mehr mit uns gesprochen."

Die Konflikte gerade der türkisch-stämmigen Mädchen mit der deutschen Umwelt sind vielfältig und – wie bereits berichtet – häufig übermächtig. Da sind zum einen Probleme, die sich aus der traditionell gewohnten Familienhierarchie und den in der Bundesrepublik verbreiteten Vorstellungen über Erziehung ergeben. Durch die Begegnung mit der deutschen Kultur, mit ganz andersartigen Gewohnheiten und Bräuchen ergeben sich Sehnsüchte und Bedürfnisse, die in Widerspruch zur türkischen Tradition und zu überlieferten Wertvorstellungen stehen und daher von den Eltern angstvoll unterdrückt werden.

Pelin zeigt, dass sie gerne Kontakt mit der Lehrerin –

also den Angeboten der deutschen Kultur – aufnehmen würde. Wenn sie sich jedoch darauf einlässt, das sieht sie ganz klar, ist der Konflikt in der Familie vorprogrammiert. Denn wenn sie in Verbindung mit dem Deutschen tritt, kann das der Vater – Repräsentant der heimischen Kultur – nicht dulden. Das Kind der deutschen Lehrerin, ein neues lebendiges Wesen aus der Beziehung einer Deutschen zu einem Türken, wird dann vom Vater überfahren, also gewaltsam getötet. Und darum kann sich Pelin nicht auf die Lernangebote der deutschen Schule einlassen, entwickelt Probleme beim Lernen und ist letztlich auf einer Sonderschule für Lernbehinderte gelandet.

Viele Träume sind Wunschträume. Der Traum versucht solche Wünsche zu erfüllen, die im Wachleben als unerfüllbar erscheinen. Der Hungernde träumt vom Essen, der Kandidat von der bestandenen Prüfung und der Kranke von Stärke und Gesundheit. Träume stehen also oft gegensätzlich und ausgleichend zur vorherrschenden Bewusstseinslage (→*Kompensation*). Kein Wunder, dass so viele Träume gerade der Mädchen mit Migrationsgeschichte eine heile Welt abbilden und damit der Realität ihres Alltags sehr fern liegen.

Der Traum der 14-jährigen Nermin: „Ich bin mit einem schwarzen Mercedes in die Türkei ans Schwarze Meer nach Giresun gefahren. Ich mache dort meinen Urlaub und schwimme mit meinen Freundinnen im Schwarzen Meer. Dann besuche ich meine Eltern, denn ich bin groß und arbeite allein in Deutschland. Ich schlafe eine Woche bei meiner Familie, dann fahre ich wieder zurück nach Deutschland."

Da träumt ein 14-jähriges türkisches Mädchen, dass es groß, reich und unabhängig ist, träumt sich eine märchenhafte Idylle. Dass es nicht bei der Familie wohnt, sondern frei über sich verfügen kann. Der Traum kam in einer Zeit, als Nermin einem Ehemann versprochen wurde. Sie weiß, dass sie gerade noch ein Jahr zur Schule gehen kann und dann verheiratet wird.

Nermin sitzt also in einer deutschen Schule, konfrontiert mit Mathematik, Rechtschreibung, Umwelterziehung und anderen vermeintlich notwendigen Lernaufgaben und ist bereits einem Ehemann versprochen. Sie weiß, dass in einem Jahr Schluss mit der Schule ist und dass dann ganz andere Aufgaben auf sie warten als etwa die Lösung von Prozentaufgaben. Alle Phantasien von eventueller Unabhängigkeit und Loslösung vom Elternhaus müssen in einem Jahr dahinschmelzen wie Schnee in der Sonne. Denn wie die meisten türkisch-stämmigen Mädchen wird sich Nermin dem Willen der Eltern fügen, wird sich anpassen, wird heiraten und das Interesse an schulischer Weiterbildung aufgeben. Nur im Traum kann sie die Phantasien von Unabhängigkeit und Selbständigkeit aufrechterhalten.

Sehr vielen migrantischen Jugendlichen, deren bisherige moralische und religiöse Ideale durch die ständige Konfrontation mit einer gegensätzlichen Umwelt während der Pubertät nachhaltig erschüttert wurden, gelingt eine derartige Aufarbeitung ihrer Probleme nicht mehr: Sie reagieren auf die Ablösungskrise des Jugendalters mit schweren familiären Auseinandersetzungen, mit Krankheitssymptomen und Verhaltensauffälligkeiten, wobei schulische Lernstörungen in der Regel das geringste Übel darstellen – vielleicht sind sie noch der bestmögliche Kompromiss.

Die Träume der Jungen zeigen eine aktiv-aggressivere Auseinandersetzung mit den Konflikten der Umwelt als die Träume der Mädchen, die sich eher resignativ anpassen. Im Vordergrund steht bei den Träumen der Jungen stärker die Frage nach der Identität, sowohl nach der Geschlechtsidentität als auch die Frage nach der Zugehörigkeit zu einer bestimmten nationalen Gruppe. Drastischer und weniger verschlüsselt als in den Träumen der Mädchen wird die Auseinandersetzung mit den Triebproblemen deutlich. Der Traum des 15-jährigen Luigi, dessen Familie aus Italien kommt, illustriert dieses konflikthafte Suchen nach männlicher wie auch den Wunsch nach einer nationalen Identität.

„Ich war im Dschungel und ging da ganz gemütlich. Auf einmal kommt da hinter mir ein Schwein. Ich drehte mich um, es war ein Wildschwein. Da bin ich sofort abgehauen, weil es mich sonst gebissen hätte. Auf einmal war Krieg. Da haben die Japaner gegen die Amerikaner gekämpft. Und ich war von Italien gekommen, um dort Ferien zu machen. Auf einmal standen da drei, sechs Japaner vor mir. Ich habe gesagt ‚Au, da hau ich lieber ab!' Da hab ich einfach angefangen zu rennen, und die haben hinter mir her geschossen. Da bin ich in eine Schlucht reingegangen und habe mich da versteckt, bis die weggingen. Dann bin ich weiter vorgegangen. Da bin ich zu einem großen Haus gekommen. Da waren die Amerikaner, die haben mich für einen Japaner gehalten. Die haben mich einfach abgeschossen. Dann bin ich aufgewacht und habe die Wunde gesucht. Denn im Traum war ich im Kopf und im Magen getroffen worden und lag mit geschlossenen Augen tot da.“

Luigis Traum unterscheidet sich in manchem nicht vom Traum eines gleichaltrigen Deutschen. Der Junge setzt sich mit sexuellen wie aggressiven Vorstellungen auseinander, findet aber noch keinen positiven Ausgang; er überlebt den Krieg ja nicht. Im Traum wurde er in Kopf (Denken) und Magen, also im Bauchbereich (Gefühl) getroffen. Der Tagesrest des vorliegenden Traumes entstammt ganz offensichtlich einem Film der Sorte Rambo und Co. Die guten Amerikaner bekämpfen wieder einmal die bösen Asiaten, hier die Japaner. Auffallend ist, wie der Junge im Traum weder zu der einen Gruppe noch zu der anderen gehört und darum von beiden verfolgt wird. Weil er schließlich für einen bösen Japaner gehalten wird, wird er von den Amerikanern getötet.

So zeichnet sich in diesem Traum sehr deutlich neben der ganz persönlichen Identitätskrise des Jugendlichen eine kollektive so vieler Kinder Zugewanderter ab, die in der neuen Umgebung aus inneren und äußeren Gründen nicht Fuß fassen können oder dürfen. Darum befinden sie sich zwischen den Fronten und werden dort schließlich zerrieben, wie dies Luigis Traum verbildlicht. Zwar setzt sich der Junge mit seinen Problemen aktiv auseinander, doch hat er noch keine befriedigende Lösung für sie gefunden.

Am Anfang stand Pelins Traum. Ihr Vater hatte das Kind der deutschen Lehrerin und ihres türkischen Ehemanns überfahren und getötet. Eine Integration von deutscher und türkischer Eigenart – so machte dieser Traum deutlich – schien aufgrund gegenseitiger Ängste und Ablehnung nicht möglich. Pelins Versuch scheiterte daher.

Im Traum der 16-jährigen Sengül ist das anders „Ich habe geträumt, ich besuche Oma und Opa in der Türkei. Dann kam es mir vor, als ob dort im Dorf deutsche Häuser seien, auch das Haus, in dem wir wohnten. Dann hab ich meine Verwandten gesehen, sie sind groß geworden."

Ganz sicher stellt auch dieser Traum den Versuch einer Wunscherfüllung dar, gleichzeitig ist aber in ihm eine in die Zukunft weisende Spur zu erkennen. Sengül ist wieder zu Hause in der Türkei. Wenn aber in ihrem Dorf jetzt auch deutsche Häuser sind, dann braucht sie auch nicht mehr ins Ausland. Dann muss sie nicht mehr Heimweh haben, braucht keine Ablehnung zu erfahren, und sie muss überhaupt nicht mehr all den Kummer erdulden – im mittelhochdeutschen „elende" bedeutet es doch beides zugleich: Elend und Fremde. Soweit das träumende Wunschdenken.

Im Mittelpunkt des Berichts von Sengül stehen die Traumbilder vom Haus. Auszählungen in Traumberichten haben ergeben, dass bei allen Menschen das Haus unter allen vorkommenden Objekten an erster Stelle steht: Das weist auf die allen Menschen innewohnende Sehnsucht nach Geborgenheit, Schutz, aber auch nach Abgrenzung hin. Gleichzeitig symbolisiert das Haus auch den uns vertrauten Lebensraum und alles, was in und an dem Träumenden geschieht: Es ist somit auch Sinnbild für das eigene Selbst.

Wenn also in Sengüls Traum die deutschen Häuser das türkische Dorf durchsetzen, ohne dass dies ungewöhnlich erscheint oder dass deshalb Ängste aufkommen, dann zeigt sie uns damit auch, dass sie inzwischen Deutsches mit Türkischem angstfrei integrieren konnte, ohne dass Widersprüche konflikthaft stören müssen. Somit hat Sengül in ihrem Traum etwas davon begriffen, wie Deutsche und Zugewanderte miteinander umgehen können, in gegenseitiger Achtung nämlich und jenseits von aller Bevormundung und Unterdrückung.

Was kann der Lehrer tun?

Lernfähigkeit ist eine Funktion und Fähigkeit des Ichs, die nicht oder nur eingeschränkt funktioniert, wenn Konflikte aus dem Unbewussten stören. Wie jene vielfältigen Konflikte aussehen können, zeigten die Traumbilder der migrantischen Jugendlichen. Sie werden ja konfrontiert und gleichzeitig verführt von einer oft ganz andersartigen Welt und geraten damit sowohl in einen Autoritäts- als auch einen Loyalitätskonflikt: Sie möchten gerne an deutscher Lebensart teilhaben und dürfen es oft nicht.

Alle Probleme und Nöte, welche die Pubertät ohnehin für jeden Jugendlichen mit sich bringt, werden bei ihnen also in verschärftem Maß wirken, das Bedürfnis nach Loslösung und Autonomie, die Suche nach Identität und Anerkennung, die Frage nach dem Selbstwert. Die Schüler sollen auf der einen Seite gute Leistungen erbringen, dürfen sich jedoch nicht zu weit an die deutsche Schule anpassen, weil die Eltern angstvoll (und aus ihrer Sicht zu Recht) fürchten, ihre Kinder könnten sich ihnen auf die Dauer entfremden. Dies führt dazu, dass die deutsche Schule häufiger als Feind denn als Bundesgenosse bei der Erziehung ihrer Kinder erlebt wird.

Es ist notwendig, dass diese Konflikte der Jugendlichen mit Migrationshintergrund nicht tabuisiert, sondern erkannt und in die schulische Arbeit mit einbezogen werden. Nur dann können manche Lernstörungen und -behinderungen zumindest ansatzweise bewältigt werden. Ein spielerisches Umgehen mit ihren Phantasien und Träumen und ein gemeinsames Suchen nach konstruktiven Lösungen, wird in der Regel darum sinnvoll sein. Es wäre jedoch fatal, wenn die Konfliktbearbeitung in einem einseitigen Verbünden des Lehrers mit den Jugendlichen bestünde – etwa dadurch, dass lediglich Wünsche und Absichten, so wie eine Deutsche zu leben, unterstützt werden, ohne die Verwurzelung in der familiären Kultur zu berücksichtigen. Darum müssen die Eltern in den schulischen Prozess mit einbezogen werden, was erfahrungsgemäß schwierig ist und Durchhaltevermögen und viel Phantasie erfordert. Denn so, wie die migrantischen Schülerinnen die Schule oft als Hort von Entfaltungsmöglichkeiten und von Freiheit sehen, erleben sie die Eltern nicht selten als Ort der sittlichen Gefährdung und als lästiges Übel.

Träume von Kindern nach traumatischen Ereignissen

Dies ist ein Buch vor allem über Träume von psychisch gesunden Kindern. Allerdings ist eine solche Definition immer schwer zu begründen. Genauer müsste ich sagen, dass es Kinder sind, die nicht wegen psychischer oder Körpersymptomen mit psychischer Beteiligung in einer psychotherapeutischen Behandlung sind.

Wir haben jedoch nicht selten in unseren Kindergärten und Schulen Kinder, die in ihren ersten Lebensjahren Vernachlässigungen oder Traumata hinnehmen mussten. Solche Kinder leben oft auch in Pflegefamilien. Zudem kann es jedem Menschen geschehen, von einem Ereignis traumatisiert zu werden. Ich will daher wenigstens kurz über typische Träume nach Traumatisierungen sprechen.

Wird ein Kind in einer Gefahrensituation von Angst überwältigt, die alle wichtigen seelischen Funktionen hemmt, ausschaltet und überschwemmt, so sprechen wir von einem Trauma. Trauma, Verlust und Deprivation können besonders schwere Auswirkungen auf das Selbstbild und das Weltbild eines Kindes haben, vorhandene seelische Strukturen können regelrecht zerstört werden. Das Trauma schlägt ein wie ein Blitz und gräbt sich unerbittlich in das Gehirn und in die Seele ein.

Alle Menschen, denen ein Trauma geschah, hatten in der Folge vermehrt Albträume. Diese können darum als möglicher Hinweis auf ein mögliches Trauma beachtet werden. Traumatische Träume unterscheiden sich deutlich von den üblichen nächtlichen Kinderträumen. Die vorkommenden Ängste sind oft so beunruhigend, dass es zu körperlichen Reaktionen kommen kann, die noch lange nach dem Erwachen spürbar sind. Auch sind es in der Regel typische Wiederholungsträume, weil der in ihnen vorkommende Konflikt, anders als bei den üblichen nächtlichen Träumen, nicht aufgelöst werden kann. Oft sind sie wie Rückblenden des quälenden Ereignisses: Die überwältigenden Emotionen, die mit dem Trauma verbunden sind, werden noch einmal wiederbelebt und durchgespielt. In der Regel unterscheiden sich Stimmungen des Hörers beim Erzählen solcher Träume ganz erheblich von denen bei üblichen Traumbildern. Ich will dies an zwei Traumbeispielen verdeutlichen.

Angst und Ekel

Das kleine Mädchen, ich nenne es Jacqueline, dessen Traum berichtet wird, ist neuneinhalb Jahre alt und lebt seit einem Jahr in einem Heim. Die Vaterschaft ist unklar. Die Mutter wurde von ihrem leiblichen Vater sexuell missbraucht, war danach massiv heroinabhängig und trinkt nach wie vor viel Alkohol. Es gab viele Beziehungen zu Männern, die wahrscheinlich auch gegenüber der Tochter übergriffig waren. Eine Schwester der Patientin ist psychisch krank, bei ihr wurde eine schwere Borderlinestörung diagnostiziert. Sie drohte, die Mutter umzubringen und ist jetzt wegen akuter Selbstgefährdung in einer geschlossenen psychiatrischen Klinik. Jacqueline erzählt, dass diese Schwester häufiger versucht habe, sie in der Elbe zu ertränken, sie auch aufs Fensterbrett gestellt habe, mit der Aufforderung, sie solle runterspringen.

Mutter und Tochter seien viel in Kneipen gewesen. Jacqueline habe immer im Bett ihrer Mutter geschlafen, wurde dort wahrscheinlich Zeuge von sexuellen Handlungen ihrer Mutter mit vielen Männern und erfuhr vermutlich dabei auch selbst Übergriffe. Jacqueline verwahrloste, war viel allein unterwegs, nahm Hunde aus Gärten mit, wurde nachts von der Polizei aufgegriffen. Jacqueline habe getreten, geschlagen, Wutausbrüche gehabt. Wegen ihres impulsiven Verhaltens wurde das Mädchen zeitweise aus der Schule ausgeschlossen. Aufgrund dieser Vorkommnisse wurde sie schließlich aus der Familie herausgenommen. Im Heim erzählte sie den folgenden Traum: Große Würmer, grünbraun, sind unter der Haut, an Armen und Beinen, winden sich nach oben.

Schon die Erzählung des Traums löst bei fast allen, die mit dem Traum konfrontiert werden, heftige Affekte aus. Sie schwanken zwischen Erschrecken, Entsetzen, Grausen, Angst, aber vor allem Ekel. Ekel ist bekanntlich einer der heftigsten Affekte, der einen Menschen erfassen kann. Er ist ein Alarm- und Ausnahmezustand und erfasst alle körperlichen Reaktionen. Der Soziologe Menninghaus (1999) hat geschrieben, dass das elementare Muster des Ekels die Erfahrung einer Nähe sei, die nicht gewollt wird.

Gleichzeitig wird ein Gefühl von Hilflosigkeit erkennbar, sowie von Ausgeliefertsein. Die Farben erinnern an den Auswurf von Exkrementen. Wir können davon ausgehen, dass die jetzigen Gefühle jenes Erschrecken und Grausen und jenen Ekel widerspiegeln, die Jacqueline wahrscheinlich während der Nächte im Bett der Mutter erlebt hat. Diese beunruhigenden und verwirrenden Affekte haben sich in ihre Erinnerungen eingegraben und erzeugen vermutlich immer wieder traumatische Träume. Im Mittelpunkt stehen, wie bei traumatischen Träumen üblich, Schutzverlust, Verlassenheit, Ekel, Wut, Angst …

Der Wurm ist im Laufe der Geschichte zu einem Gleichnis für heimtückische Zerstörungswut geworden. In ihn wird auch Niedrigkeit und kriecherisches Verhalten projiziert. Symbolisch wurde der Wurm mit Tod und Verwesung sowie dem Zerfall von Leichen verbunden. Andererseits existieren Vorstellungen, dass über die Zerstörung des Toten erst ein Neubeginn möglich wird. Das wiederum ist vielleicht eine winzige seelische Ressource des Mädchens, das psychisch so problematisch erscheint. Es ist ein stark verdichteter Kindertraum, der dennoch unendlich viele Konflikte in sich birgt, denn dieses kleine Mädchen hat bislang so viel Elend erfahren, wie andere nicht bis ins Alter.

Ein traumatisiertes Flüchtlingsmädchen.

Ich bin selbst traumatisiertes Kriegskind, ein Heimatvertriebener, von denen es nach dem Krieg – zusammen mit den Flüchtlingen – mehr als 12 Millionen gab. Nach Bombennächten, Hass und Verfolgung, Flucht und Vertreibung habe ich sechs Jahre in einem Flüchtlingslager gelebt. In der „neuen Heimat" schlug uns wiederum Abneigung, Verachtung und Beleidigung entgegen, weit, bis ins Erwachsenenalter, auch von Lehrern und Pfarrern. Gegenwärtig findet eine ähnliche, wahrscheinlich noch größere Katastrophe statt.

Nach der Genfer Flüchtlingskonvention ist ein Flüchtling eine Person, die sich außerhalb ihres Heimatstaates aufhält, da ihr dort aufgrund ihrer Ethnie, Religion, Nationalität, politischen Überzeugung oder Zugehörigkeit zu einer bestimmten sozialen Gruppe Verfolgung droht. Im Jahr 2014 haben bereits 173.072 Personen Antrag auf Asyl gestellt. Für 2015 hält das Bundesamt für Migration und Flüchtlinge sogar eine Steigerung auf bundesweit über eine Million Erstantragsteller für möglich. Viele davon sind Kinder, eine große Anzahl ist ohne Begleitung von Erwachsenen gekommen.

Wegen der politischen Streitereien und Querelen vergessen wir oft die schrecklichen Einzelschicksale. Ich habe darum den Traum des Mädchens Bahja ausgewählt, den mir ihre Psychotherapeutin zur Verfügung gestellt hat, um einen Einblick in das Seelenleben eines traumatisierten Flüchtlingskindes zu gewähren.

Die Psychotherapeutin berichtet: „Die 18-jährige Bahja kam zu mir in Begleitung ihrer Betreuerin. Sie wirkte sehr schüchtern und ängstlich. Ihre Betreuerin erzählte, dass sie in Somalia geboren sei. Über fünf Jahre sei sie auf der Flucht gewesen und lebe seit Ende 2014 in M. Auf die Frage, wie es ihr im Moment gehe, entgegnete sie mir, dass sie stark unter Alpträumen leide. Auch könne sie nicht schlafen und reagiere auf traumatische Auslöser, die fachlich ‚Trigger' genannt werden, wie etwa Polizeiuniformen, mit überwältigenden Symptomen, wie sie bei Traumata typisch sind. Immer wieder leide sie unter körperlichen Schmerzen ohne somatischen Befund.

Das Mädchen hat bis zu ihrem 13. Lebensjahr in Somalia bei ihren Eltern und ihren drei Geschwistern gelebt. Dort habe sie keine Schule besucht, jetzt gehe sie in eine Schule und lerne fleißig. Die Terrorgruppe Al Shabaab habe ihre ältere Schwester entführt und zwangsverheiratet. Ihr Vater sei bei dem Versuch, seine Tochter aus der Geiselhaft zu befreien, schwer am Bein verletzt worden und hätte nicht mehr seiner Arbeit als Obsthändler nachgehen können. Die Schwester habe sich aus Scham und Schuldgefühl vor den Augen ihrer Familie mit Benzin übergossen und angezündet. Um eine weitere Zwangsheirat zu verhindern, sei Bahja zur Schwester ihrer Mutter geschickt worden, diese habe sie jedoch sehr schlecht behandelt. Eine Bekannte habe das Mädchen schließlich nach Äthiopien gebracht, dort hätte sie in einem Hotel als Hausmädchen arbeiten müssen. Mit anderen Jugendlichen wäre sie erst in den Sudan geflohen, dann über die Sahara nach Libyen, wo sie von Soldaten vergewaltigt und gefoltert worden sei. Nachdem sie mehrere Wochen im Krankenhaus gelegen habe, wurde sie von einer Ärztin mit nach Hause genommen und dann zu somalischen Landsleuten gebracht, die ihr das Geld für die Schiffsreise nach Italien gegeben hätten. Sie sei nach einer Woche Fahrt auf der See erst nach Italien und dann weiter mit dem Zug nach Deutschland gekommen. Den folgenden Traum hat Bahja in ihrer fünften Therapiestunde erzählt:

‚Ich bin auf der Flucht. Ich fühle mich sehr traurig. Es herrscht Krieg, ich und andere Kinder sind geschlagen worden. Ich habe viel Blut am Körper.

Zwei Kinder sitzen am Wegesrand, ich möchte Ihnen helfen. Ich frage die beiden: Wo ist denn eure Familie? Die Kinder antworten: Die sind tot.

Ich denke: Ich bin nicht schuld.

Ich frage mich: Wieso gibt es so viel Hunger?

Ich frage andere Menschen: Bitte helft! Bitte helft!‘“

Ich denke nicht, dass dieser Traum viele Hilfen zum Verstehen braucht. Er ist ein beispielloser Appell an die Mitmenschen. Es geht um Angst und Depression, um Verletzung und Tod. Und durch den gesamten Traumtext zieht sich die Frage nach der Schuld. Bahjas Traum ist ein Aufruf zum Mitfühlen, zur Hilfe und Wiedergutmachung, Beweggründe, die heutzutage leider oft verdrängt und vergessen, oder in Hass und Aggression verwandelt werden.

Kapitel VI

Erwachsene erinnern sich an Träume ihrer Kindheit

Die Beschäftigung mit den Träumen der Kinder ist immer auch eine Auseinandersetzung mit dem Kind in uns selbst, mit unserer Vergangenheit und den nicht bewältigten Konflikten und wird begreiflicherweise auch entsprechende Ängste und Abwehr nach sich ziehen.

C. G. Jung hat sogenannte Kindertraumseminare durchgeführt: Erwachsene erinnerten sich an die Träume ihrer Kindheit, und diese Träume wurden gemeinsam gedeutet. Jung war der Meinung, dass gerade die frühesten Träume von größter Bedeutung wären, da sie nicht selten eine Vorausschau des Schicksals darstellen würden (Jung 1939, S. 1). Auf Fortbildungstagungen für Psychologen habe ich diese Tradition wieder aufgegriffen. Die Teilnehmer der Gruppe erinnerten sich an Träume ihrer Kindheit, und die Gruppe versuchte miteinander zu verstehen, was dieser Traum für den jeweiligen Träumer und sein künftiges Leben bedeutet hatte. Vielleicht regen die folgenden Traumbeispiele Sie an, sich in einem ruhigen Augenblick zu besinnen und über einen eigenen Kindheitstraum nachzudenken und ihn vielleicht weiter zu träumen.

Die vier folgenden Traumbeispiele möchte ich unkommentiert stehenlassen, weil die überzeugenden Schilderungen keiner zusätzlichen psychologischen Deutung bedürfen:

- Eine junge Frau erinnert sich, wie sie als Kind eine regelrechte („Klartraum"-)Technik entwickelte, um mit Angstträumen fertig zu werden.
- Eine Sozialpädagogin erzählt, wie eine unbeachtete Handlung ihrer Mutter Angstträume und ausgesprochene Verfolgungsängste nach sich zog.
- Ein Lehrer erinnert sich an einen Traum, den er heute als Ergebnis seiner strengen religiösen Erziehung erlebt.
- Als letztes Beispiel folgt der Traum von Ilse, den sie als siebenjähriges Mädchen träumte und den sie als 76-jährige Frau niederschrieb.

„Wach auf!"

Eine junge Frau erinnert sich: Ich hatte keine glückliche Kindheit und war in verstärktem Maße von Alpträumen aller Art geplagt. Es war so schlimm, dass ich mich zeitweise kaum mehr einzuschlafen getraute. So lange, bis ich es schaffte, mir selbst zu helfen. Es dürfte das Alter zwischen sechs und acht Jahren gewesen sein. Ich lernte es, mich selbst aus meinen Träumen zu wecken. Ich stellte mir im wachen Zustand Szenen meiner Angstträume vor, sagte mir: „Das kann gar nicht sein, das träumst du" und rief mir selbst innerlich zu: „Wach auf!" und nahm mir fest vor, dies in jeder Angstsituation so zu machen.

Und siehe da, es klappte. Irgendwann, wenn es gar so fürchterlich wurde, kam mir ins Bewusstsein, „das muss ein Traum sein" oder „finde heraus, ob das nicht vielleicht ein Traum ist", und ich rief mir zu: „Wach auf!" Es klappte immer. Manchmal auf Anhieb, manchmal erst beim zweiten- oder dritten Mal, aber es klappte immer, sogar in der ärgsten Bedrängnis.

Es war eine unbeschreibliche Befreiung und eine tolle Entdeckung für mich als Kind.

Heute weiß ich natürlich, dass dies keine „Entdeckung“ von mir war, sondern dass man sein Bewusstsein trainieren kann, solcherart ins Unterbewusstsein einzugreifen.

Von der Mutter geklaut

Eine Sozialpädagogin berichtet: Als fünfjähriges Mädchen musste ich damals längere Zeit im Krankenhaus verbringen und war sehr froh, als ich endlich entlassen wurde. Meine Mutter holte mich ab, und ich erinnere mich noch genau daran, mich von allen Schwestern verabschiedet zu haben, z. B. von der Küchenschwester, die Kartoffeln schälte und schmutzige Hände hatte usw. Dann sagte meine Mutter zu mir (für sie war es Spaß – aber ich glaubte ihr): „Komm, lass uns schnell gehen, damit der Arzt uns nicht sieht. Ich klaue dich einfach. Komm, wir rennen schnell zur Tür, damit uns keiner mehr erwischt.“ Wir rannten dann tatsächlich zur Tür, auf eine riesengroße Holztür zu, und ich achtete darauf, dass uns niemand sah, und ganz schnell schlossen wir die große Tür hinter uns. Meine Mutter machte die ganze Zeit „Huch, huch“ dabei, und ich war sehr aufgeregt. Von nun an träumte ich jahrelang immer wieder das gleiche in unregelmäßigen Abständen: Immer sehe ich zunächst die Küchenschwester, die ihr Gesicht mal freundlich, mal grimmig verzog, jedes Mal rannte ich lange Flure entlang, verlief mich dabei, konnte mich immer im letzten Moment hinter einer Ecke verstecken, bevor mich jemand sah – man suchte mich ja! Ich war in Panikstimmung. Als ich endlich die rettende große (im Traum riesige) Holztür erreichte, war ich immer ganz klein, und es fiel mir sehr schwer, die große Tür zu öffnen. Ich hatte sogar noch Angst, zwischen die Tür zu geraten und zerdrückt zu werden. Zu allem Überfluss ächzte und krachte die Tür beim Öffnen auch noch, so dass ich jedes Mal noch einen günstigen Augenblick zum Öffnen abpassen musste. Niemand durfte in der Nähe sein und diese Geräusche hören, und auf keinen Fall durfte mich jemand sehen. Als dann endlich nach langen Qualen die schwere Tür hinter mir krachend ins Schloss fiel, war ich gerettet und wurde wach. Damals habe ich aber nicht weiter über diese Träume nachgedacht und war nicht in der Lage, Parallelen zum eigentlichen Erlebnis zu ziehen. Und irgendwann waren diese Träume dann auch vorbei.

Als ich dann älter war, so zwölf bis dreizehn, konnte es mir manchmal passieren, dass ich direkt unter Verfolgungswahn litt. In größeren Gebäuden, beispielsweise Schulen, der Stadtverwaltung, in Kaufhäusern, bildete ich mir ein, eine bestimmte Person dürfe mich nicht sehen. Ich hetzte um Ecken, hatte Herzklopfen und war sehr erregt. Danach ärgerte ich mich immer wieder über mich selber, weil ich so aufgeregt war und weil ich ja wusste, dass mich keiner verfolgt, und ich achtete darauf, dass niemand etwas von meinem dummen Benehmen merkte. Aber immer wieder traten solche Situationen auf, ohne dass ich es wollte, und mir war unbegreiflich, warum ich mich verstecken musste. Ich sprach aber mit niemandem darüber, und so nach und nach zwang ich mich dann dazu, einfach „normal" weiterzulaufen, wenn ich merkte, es geht wieder los. Wenn ich es schaffte, war ich jedes Mal ganz froh, und so allmählich vergaß ich die ganze Sache. Wahrscheinlich hätte ich alle Erlebnisse wirklich vergessen und würde heute nicht darüber schreiben, wenn nicht eines Tages am Familientisch alte Geschichten erzählt worden wären. Mein ältester Sohn lag zu der Zeit im Krankenhaus, und wir unterhielten uns über das alte Krankenhausgebäude mit der alten, großen Holztür, und meine Mutter erzählte die Geschichte, wie sie mich damals abgeholt hatte. Erst da fielen mir meine alten Träume wieder ein. Ich erinnerte mich an die späteren Vorstellungen, verfolgt zu werden, und mir wurden die Zusammenhänge klar.

„Gewissen-Haft"

Ein Lehrer erzählt: Ich bin Lehrer geworden, weil ich mich gerne mit Kindern befasse und immer das Gefühl hatte, ich könnte mich gut in Menschen einfühlen.

Gleichzeitig bin ich ein Perfektionist: Ich möchte immer pünktlich sein, es jedem recht machen und nehme alles gewissenhaft ernst.

Und damit ist ein schicksalhaftes Stichwort gefallen: Ich bin gewissenhaft.

Obwohl meine Eltern eigentlich überhaupt nicht sehr religiös waren, bin ich doch streng katholisch erzogen worden. Ich ging in Bayern in die Volksschule, und unser Religionsunterricht bestand damals im Wesentlichen aus Drohen und Ängstigen. Du darfst nicht sündigen! Wenn du sündigst, dann kommst du in die Hölle! Diese Drohung hatte ich ständig in meinem Hinterkopf. In dem Jahr, als wir für Beichte und Kommunion vorbereitet wurden, hatten wir fast jeden Tag und auch am Sonntag religiöse Unterweisung. Ich kann mich heute nur noch daran erinnern, wie wir die Gebote durchgingen und über Sünde und Strafe gesprochen haben, dass wir rein sein müssten, um den Leib Jesu in uns aufzunehmen. Eine wichtige Rolle spielte in der Vorbereitung, dass wir unbedingt nüchtern zur Erstkommunion gehen müssten. Wir durften nichts gegessen noch getrunken haben, wenn wir die Kommunion empfangen würden. Dann kam der Tag der Erstkommunion, und es war eigentlich eine recht schöne Feier. Alle waren froh, die Zeit der Vorbereitung überstanden zu haben. Am Tag danach sollten wir nochmals zur Kirche kommen, gemeinsam kommunizieren, und anschließend wollten wir einen Ausflug machen. Wahrscheinlich weil sich meine Eltern um solche Geschichten überhaupt nicht gekümmert hatten, frühstückte ich mit ihnen – ich hatte völlig vergessen, dass ich ja nüchtern bleiben musste. Danach kam das Entsetzen: Ich hatte gegessen und getrunken! Ich konnte nicht mehr zur Kommunion gehen. Aber was sollte ich den anderen Kindern, was dem Pfarrer sagen? Ich geriet in schreckliche Ängste und Gewissensnot.

Schließlich entschied ich mich, trotz besseren Wissens, einfach zur Kommunion zu gehen. Die Angst vor der Blamage war stärker. Und als ich kommuniziert hatte, wusste ich es. Ich habe wissentlich eine Todsünde begangen. Monatelang schleppte ich diese Schuld mit mir herum. Endlich vergaß ich den Vorfall ein wenig und konnte wieder etwas fröhlicher sein. Da hatte ich den folgenden Traum, an den ich mich heute noch ganz klar erinnere: „Ich bin gestorben und in die Hölle gekommen. Ich stehe vor dem Teufel. Er sieht so aus, wie ich ihn mir immer vorgestellt habe, lacht und lacht. Ich kriege panische Angst und vor allem weiß ich, es ist endgültig. Ich bin in der Hölle, und ich kann nicht mehr raus, denn es ist in alle Ewigkeit."

Ich bin schreiend aus dem Traum aufgewacht. Aber das Gefühl, zur Hölle verdammt zu sein, blieb. Ich erinnere mich noch daran, dass meine Mutter mich am nächsten Tag besorgt gefragt hat, ob ich krank wäre. Ich habe nur gesagt, es ist nichts. Erst langsam, nach Monaten, ist das Gefühl weggegangen, dass ich mit absoluter Sicherheit in die Hölle kommen würde. Aber mein empfindliches Gewissen ist mir geblieben. Ich bin ein gewissenhafter Mensch geblieben und bin in „Gewissen-Haft". Ich vermute, dass diese Tatsache mit meinem Religionsunterricht und mit meinem damaligen Traum in irgendeinem Zusammenhang steht.

Arthurs Tod

Eine damals 76-jährige Frau, Psychotherapeutin, berichtet: Meine Eltern hatten ein Geschäft und waren sicherlich sehr froh, dass meine Großmutter mich zu sich nahm. Ich wuchs in einer Großfamilie auf und musste lernen, mich gegen ältere Tanten und Basen zu behaupten. Andererseits wurde ich natürlich als Jüngste verwöhnt und verhätschelt. Das größte und sicher entscheidendste Ereignis war der Tod meiner Großmutter. Ich kam zu meinen Eltern, die ich nicht kannte (obwohl mein Vater mir immer empört erzählte, sie hätten mich jedes Jahr besucht). Ich war damals so vierdreiviertel Jahre alt und konnte nicht verstehen, was mit mir geschah. Ich erinnere mich genau, ich schrie, ich will zu meinem „Muttchen“, lief weg, tobte durch die Wohnung, schlug an Türen, und wenn möglich hätte ich alles kurz und klein geschlagen. Mein Vater reagierte mit Prügel. Als dann ein Vierteljahr später (ich war gerade fünf) meine Schwester geboren wurde, kam noch das neue Übel dazu. Ich fraß alles, was auf dem Tisch stand. Ich erinnere mich, dass ich mal ein Abendbrot für drei Personen in zehn Minuten verschlang und natürlich hinterher spuckte.

Heute ist es mir sehr verständlich, warum ich mich sehr einem Nachbarsjungen in meinem Alter anschloss. Er wohnte vier Häuser weiter, war das jüngste Kind und der einzige Junge unter vielen, wesentlich älteren Geschwistern. Er war ein ruhiger, stiller Junge, ein zartes Kind, das viel weinte. Wir waren täglich zusammen, spielten, machten Dummheiten usw. Ab und zu kam noch ein gleichaltriges Mädchen dazu. 1915 – ich war inzwischen sechs Jahre alt – musste mein Vater einrücken, und meine Mutter nahm, sicher freudig, den Vorschlag an, nach Berlin zu ihrer Schwester zu gehen. Anfangs war ich begeistert, zu den geliebten Verwandten zurückzukehren. Aber dann war ich viel allein. Ich wurde erst mit sieben Jahren eingeschult und hatte keine Spielkameraden gleichen Alters. Von den Älteren wurde ich wieder verwöhnt. Sicherlich dachte ich oft an Arthur und die Zeit mit ihm. Und dann träumte ich: Ich wollte zu Arthur. Ich hüpfte die Straße entlang, wie es die Mädchen so tun, und sah Arthur, er kam mir entgegen. Er war wie eine meiner Puppen angezogen, in einem lila Russenkittel mit Pluderhosen. Und dann das Erstaunlichste, er hatte keinen Kopf, sondern trug ihn unter dem rechten Arm, lächelte und löste sich in ein Nichts auf. Ich empfand keine Furcht, nur Erstaunen, und erzählen tat ich niemandem meinen Traum.

Ein paar Tage später teilte die Mutter uns mit, dass Arthur verstorben sei. Die Kinder hatten Diphtherie. Der Vater, ein Naturapostel, weigerte sich, einen Arzt zuzuziehen, bis es zu spät war und auch eine Operation Arthur nicht mehr retten konnte. Er starb in der Nacht, in der ich den Traum hatte und der vor mir steht, als sei er diese Nacht gewesen. Ich kam erst fast vier Jahre nach Kriegsende nach Oberhausen zurück. Bis dahin sind wir durch ganz Deutschland gereist. Ich weiß nicht mehr, in wieviel Schulen ich war, waren es zwölf oder mehr? Eine feste Freundschaft hatte ich nie mehr. Ich war und bin sicher ein netter Kamerad, ruhig, aber doch fröhlich, tolerant und von Kind an sehr selbständig. Den Wunsch und Drang, in der Welt herumzufliegen und Neues zu erleben, habe ich heute noch. Und der Traum hat mich nie losgelassen. Wie weit hat er mein Leben beeinflusst – ich weiß es nicht.

Kleiner Nachtrag: Ich habe noch einmal – sechs Jahre später – mit Ilse über ihren Traum gesprochen. Sie glaubt nicht, dass sie zum Zeitpunkt des Traums hätte ahnen können, dass es Arthur schlechtgegangen wäre oder dass ihre Mutter gar von seinem Tod hätte wissen können. Vielmehr war Ilse der festen Überzeugung, dass Arthur während seines Sterbens intensiv an sie gedacht hätte.

Kapitel VII

Was weiß die Wissenschaft vom Träumen der Kinder und Jugendlichen?

„Träume sind Schäume", meint der Volksmund. „Der Schein muss dem Menschen oft das Sein zeigen, der Traum den Tag", schrieb der Dichter Jean Paul vor zwei Jahrhunderten. Und Hermann Hesse verfasste das folgende Gedicht: „Traum gibt, was Tag verschloss. Nachts wenn der Wille erliegt, streben befreite Kräfte empor, göttlicher Ahnung folgend …"

Seit Jahrtausenden übt der Traum eine gleichbleibende, geheimnisvolle Anziehungskraft auf die Menschen aus, die aus seinen phantastischen Bildern immer wieder die Zukunft lesen wollen. Traumdeutung und Traumbücher haben deshalb eine lange, wenn auch nicht immer seriöse Tradition. Träume begleiten uns während des ganzen Lebens. Schöne Träume und Angstträume, Träume die geradezu prophetischen Charakter zu haben scheinen, und solche, die uns verwirren, erschrecken, erschüttern oder beschämen.

Traum, Tagtraum und Phantasie – Wie Kinder nächtliche Träume berichten

Die Übergänge zwischen Traumbericht, Tagtraum und Phantasien sind fließend, und daher ist es bei Kinderträumen oft nicht möglich, den Unterschied zwischen eigentlichem Traumbericht und im Nachhinein produzierten Phantasien und Ausschmückungen auszumachen.

Doch schon beim Traumbericht sind die Verhältnisse nicht so eindeutig, wie zumeist geglaubt wird. Denn kein Mensch kennt ja die Träume eines anderen wirklich, sondern lediglich die eigenen aus der Erinnerung. Sprachliche Formulierungen von Erinnerungen an den Traum sind jedoch nur unscharfe Abbilder des Traumphänomens. Kemper (1955) sah gar das Verhältnis von erlebtem Traum zum Traumtext so, wie das eines anatomischen Präparats zum einst lebendigen Organ. Der eigentliche Traumvorgang bleibt letztlich einer Betrachtung unzugänglich und kann nur über das Protokoll einer Traumerinnerung erschlossen werden. Dem liegt die Annahme zugrunde, dass durch den Erinnerungsprozess zwar Lücken und Verzerrungen entstanden sind, dass jedoch die grundsätzliche Struktur und Dynamik des geträumten Traumes erhalten blieb.

Diese Problematik verliert allerdings ihre Bedeutung, wenn Tagträume, Phantasien und Traumberichte gemeinsam als Abkömmlinge des Unbewussten betrachtet werden, welche gleichermaßen Mitteilungscharakter besitzen. Dann wiegen auch die besonderen Eigenarten von kindlichen Traumberichten nicht so schwer:

- Vorschulkinder (etwa bis sieben Jahre) haben Schwierigkeiten, Traum- und Wachleben zu unterscheiden. Erst vom siebten Lebensjahr an wird der Traum als ausschließlich innerseelisches Geschehen verstanden.
- Vorschulkinder können nur begrenzt ausdrücken, was sie ausdrücken wollen, es unterscheidet sich von dem, was sie ausdrücken können. Die Länge der Traumberichte von Vorschulkindern hängt also auch von deren

Wortschatz und der zunehmenden Grammatisierung der Sprache ab.

- Die Traumerzählung eines Kindes weist in der Regel Lücken auf, weil solche Traumteile als absurd verworfen werden, die konträr zur eigenen Erfahrung stehen.
- Ein Traum, der erst einige Stunden nach dem Aufwachen erzählt wurde, unterscheidet sich erheblich von solchen, die direkt nach dem Erwachen berichtet wurden, weil sich Gedanken des Wachlebens unter das Traummaterial mischten. Phantastische Ausschmückungen und Wunschdenken können so den Traumtext bis zur Unkenntlichkeit verändern.

Psychologische Funktionen des Traumes

Fast alle psychologischen Theorien vom Träumen stimmen darin überein, dass das Träumen eine sinn- und bedeutungsvolle Äußerung des Seelenlebens im Schlafzustand darstellt. Je nach wissenschaftlichem Standort erschließen sich dem Forscher verschiedene Aspekte. Im Folgenden die wichtigsten Funktionen des Träumens, wie sie von unterschiedlichen psychologischen Schulen beschrieben wurden.

Die Wunscherfüllung

Das zuvor erwähnte Problem, dass Träume letztlich einer Betrachtung unzugänglich bleiben, hat schon Freud (1900) konstatiert. Er hat es jedoch geschickt umgangen, indem er in seiner Theorie nicht vom geträumten Traum ausging, sondern vom sogenannten →*manifesten Trauminhalt*, und indem er Traum, Traumtext und manifesten Trauminhalt gleichsetzte. Nach Freuds Theorie verbirgt sich hinter dem manifesten Trauminhalt die eigentliche Aussage des Traums, wofür er den Begriff →*latenter Trauminhalt* wählte. Jene psychische Arbeit, die den latenten Trauminhalt in den manifesten Traum umwandelt, bezeichnete Freud als Traumarbeit. Als ihre Mechanismen sah er Verdichtung, Verschiebung, Umsetzung in sinnliche Bilder und dramatische Situationen, Verwendung von Symbolen und die sekundäre Bearbeitung (vgl. Freud 1900).

Bei der Verdichtung werden „latente" Elemente, die etwas Gemeinsames haben, für den manifesten Traum vereinigt und zu einer Einheit verschmolzen. Damit hat der manifeste Traum weniger Inhalt als der latente und ist somit eine Art von abgekürzter Übersetzung des letzteren. Durch die Verschiebung wird ein latentes Element nicht durch einen eigenen Bestandteil, sondern durch etwas Entfernteres, also etwa durch eine Anspielung, ersetzt.

Andererseits kann der psychische Akzent von einem wichtigen Element auf ein anderes, unwichtiges übergehen, so dass der Traum anders zentriert und fremdartig erscheint. Eine weitere Funktion der Traumarbeit ist es, Gedanken und Impulse so zu verändern, dass sie als Teil des manifesten Trauminhalts in „visuellen Bildern" dargestellt werden können. Und schließlich muss durch Reduzierung auf einen möglichst knappen und einheitlichen Ausdruck „Rücksicht auf die Darstellbarkeit" genommen werden. Die sekundäre Bearbeitung ist schließlich der psychische Mechanismus, welcher aus den Ergebnissen, also Verdichtung, Verschiebung und plastischer Darstellung, etwas Ganzes, ungefähr Zusammenpassendes herstellt.

In den letzten Jahrzehnten ist bei den Nachfolgern Freuds der manifeste Trauminhalt stärker in den Mittelpunkt des psychoanalytischen Interesses und der klinischen Forschung gerückt. Manifester und latenter Trauminhalt werden nicht mehr als sich ausschließende Gegensätze angesehen, es wird vielmehr davon ausgegangen, dass es sich dabei um ein Kontinuum von mehr latenten oder mehr manifesten Aspekten handelt. Mittlerweile betrachten wir eine Traumerzählung auch als spezielle Form einer Erzählung, als ein sogenanntes „Narrativ". Mit der Traumerzählung wird der vergangene Traum aktualisiert und neu erlebt. Die sprachliche Form der Traummitteilung lädt den Hörer zur Klärung und Aufklärung, zur Enträtselung ein, was eine Alltagserzählung nicht tut.

Die wohl weitestreichende Feststellung von Freud über den Traum war, dass dieser immer eine Wunscherfüllung darstellen würde; später modifizierte er diese Aussage und sprach einschränkend vom „Versuch einer Wunscherfüllung" (1925). Tatsächlich können wir den Wunscherfüllungscharakter vieler Träume besonders deutlich bei den Träumen der Vorschulkinder erkennen (vgl. Steffis Wunscherfüllungstraum auf S. 54).

Doch Freud verstand nicht nur die Befriedigung der direkten Wunschregung des Tageslebens als eine Wunscherfüllung, sondern er erkannte in jedem Traum die verkleidete Erfüllung eines unterdrückten, verdrängten Wunsches. Träumen bedeutet für Freud ein Stück Regression und Wiederbelebung der Kindheit und der in ihr vorherrschend gewesenen Triebregungen (vgl. 1900, S. 524).

Träume, in denen sich infantile Triebregungen verschlüsselt abbilden, können bei Kindern tatsächlich beobachtet werden, und es ist sicherlich ein wichtiges Merkmal vieler Träume, dass sich in ihnen Wünsche und Bedürfnisse in verkleideter Form niederschlagen. Allerdings trat dieses Erklärungsprinzip inzwischen vor dem Hintergrund anderer Traumfunktionen zunehmend zurück und verlor vor allem seine von Freud postulierte Allgemeingültigkeit.

Weil ihnen die Wunscherfüllung schon sehr früh als zu eng erschien, betonten Jung, seine Schüler und auch Schultz-Hencke die kompensatorische Funktion des Traumes, d. h., dass sich Träume ausgleichend zur jeweiligen und möglicherweise einseitigen Bewusstseinslage verhalten würden. Vom Unbewussten werden alle Elemente angegliedert, die am Vortag unterschwellig bleiben mussten. Das ist also eine Erweiterung der Vorstellung von der Wunscherfüllung.

Selbstdarstellung

Schon Freud (1900) hatte festgestellt, dass die im Traum agierenden Personen, aber auch alle sonstigen Lebewesen gleichzeitig als Persönlichkeitsanteile des Träumers verstanden werden müssen. Jung rückte die von ihm so bezeichnete „Deutung auf der Subjektstufe“ in den Mittelpunkt seines Verständnisses vom Traum: Alle Figuren des Traumes werden in seiner Traumlehre immer auch als die personifizierten Züge der Persönlichkeit des Träumers aufgefasst (vgl. Jung 1928, S. 129). Der amerikanische Traumforscher Hall (1966) definierte Träume gar als einen Projektionsvorgang, durch welchen alle Persönlichkeitsanteile des Träumenden erkennbar werden.

Inhaltsanalytische Untersuchungen von Kinderträumen ergaben tatsächlich, dass sich verschiedene Persönlichkeitsvariablen auf den Inhalt und die Struktur der Träume von Kindern auswirken. Die wichtigsten hiervon sind das Alter und der Stand der Entwicklung, das Geschlecht, die Kultur, die soziale Schicht und vor allem die Quantität und die Qualität einer psychischen Störung.

Konfliktbewältigung

Maeder (1912) war der erste, der im Träumen den Versuch der Psyche sah, die Lösung aktueller Konflikte und Probleme vorbereitend zu üben und durch Symbole darzustellen: Im Traum wird also der Konflikt nicht nur dargestellt, es werden zudem Lösungsversuche angeboten. Ob sich dabei ein aktueller Konflikt gleichsam immer an einen frühkindlichen Konflikt heften muss, wie von Freud (1900) behauptet, bleibt zumindest offen.

Träumen erscheint zudem, auch vor dem Hintergrund der Ergebnisse der psychologischen Schlafforschung, als erforderlich für das innere Gleichgewicht jeden Träumers. Fosshage (1983) sah die übergeordnete Funktion beim Träumen in der Regelung und, wenn nötig, Wiederherstellung des psychischen Prozesses. Träumen ist nach Auffassung der Schlafforscher somit eine Art Reparaturwerkstätte zur Herstellung des psychischen Gleichgewichts.

Kommunikative Funktion

Der Träumer, welcher seinen Traum erinnert, und der Adressat, für den er bestimmt ist, stehen in einer engen Wechselbeziehung. Insbesondere, wenn Kinder Träume erinnern und erzählen, steht dieser kommunikative Aspekt im Vordergrund: Kindliche Traumberichte sind somit nichts weniger als chiffrierte Nachrichten mit ausgesprochenem Appellcharakter. Wenn Kinder ihre Träume erzählen, so kann dies den Erwachsenen helfen, ihre Ängste, Befürchtungen und Konflikte zu sehen und sie damit besser zu verstehen.

Fazit

Da sich im Träumen die Fortführung der psychischen Prozesse – auch während des Schlafs – widerspiegelt, können konfliktlösende und vorausschauende Prozesse sichtbar werden sowie die Projektion von Selbstanteilen, und wahrscheinlich kommt es auch zur Umschichtung von Erinnerungen und vielem mehr. Träumen ist eine besondere, durch regressive Prozesse verformte Art des Denkens und bedeutet von daher tatsächlich einen „Königsweg“ zu allen Bereichen der Persönlichkeit, zu menschlichem Verhalten und Erleben.

Ergebnisse der Schlafforschung

Beim Menschen wie bei den höher entwickelten Tierarten verläuft der Schlaf in typischen Perioden: Beim Erwachsenen können etwa vier bis fünf, beim Kind sechs bis sieben registriert werden.

Tiefschlafphasen werden abgelöst von Schlafphasen mit heftigen Augen- und Körperbewegungen, gekoppelt mit weiteren Veränderungen von Körperfunktionen.

Es kann davon ausgegangen werden, dass während dieser sogenannten REM-Phasen (abgeleitet von „rapid eye movement“ = schnelle Augenbewegungen) ununterbrochenen geträumt wird. Alle Untersucher fanden einen hohen Prozentsatz von Traumberichten bei Erwachen aus dem REM-Schlaf, während die Prozentsätze der Traumberichte bei Erwachen aus dem Non-REM-Schlaf (Tiefschlaf) deutlich niedriger waren. Es gibt also auch Träume während des Non-REM-Schlafs, allerdings fehlt diesen Traumberichten das Typische des Traumhaften, das Phantastische, Inkohärente und Bizarr-Absurde. Sie gleichen Gedankensplittern oder vagen Erinnerungen. Die Inhalte sind so, wie sie auch während des Wachlebens durch den Kopf gehen.

Die Träume aus den REM-Phasen sind dagegen durch stark regressive Prozesse charakterisiert, wie wir sie als typische, spontan berichtete Traumerzählungen kennen und wie sie schon Freud (1900) systematisch beschrieben hat. Wir können darum davon ausgehen, dass während des gesamten Schlafs psychische Prozesse stattfinden, so, wie wahrscheinlich traumartige Vorgänge während des Wachens möglich sind und spielerische, künstlerische Kreativität initiieren und vorantreiben können. Die Art der jeweiligen nächtlichen Traumerscheinungen hängt also ganz offensichtlich vom Zustand des Schlafs ab.

Der REM-Schlaf macht beim Neugeborenen noch die Hälfte des Gesamtschlafs aus; mit Abnahme der Gesamtschlafdauer verringert sich auch der REM-Schlaf-Anteil auf etwa ein Viertel des gesamten Schlafs (vgl. Schmidt & Thews 1985). Die für die Steuerung der REM-Phasen verantwortlichen neuronalen Strukturen des Hirnstammes entwickeln sich früher, als die Existenz von Traumbildern angenommen werden kann. Das legt die Vermutung nahe, dass die Begleiterscheinungen des REM-Schlafs nicht die

Folgen von Traumerlebnissen sind, sondern dass umgekehrt die Träume nach abgeschlossener Entwicklung der Großhirnrinde hinzukommen (vgl. Becker-Carus 1981). Demnach ist nicht, wie von Freud (1900) formuliert, der Traum Hüter des Schlafs, sondern der Schlaf Hüter des Traums.

Da uns aber nur sprachliche Formulierungen von Erinnerungen an den Traum zur Verfügung stehen, sind Träume vor dem Spracherwerb zwar vorstellbar, ob es sie aber wirklich gibt, bleibt Spekulation.

Erste Traumberichte von Kindern stammen aus der Zeit zwischen dem ersten und zweiten Lebensjahr. Die physiologische Traumforschung hat klar gemacht, wann geträumt wird. Antworten für die Arbeit des Traumverstehens und des Umgangs mit Träumen sind jedoch auf diese Weise nicht zu erwarten.

Ergebnisse der experimentellen Traumforschung bei Kindern und Jugendlichen

Die systematische Erfassung und Erforschung von Träumen von Kindern und Jugendlichen im Schlaflabor war im Wesentlichen der Verdienst von Foulkes und seinen Mitarbeitern (Foulkes 1967; 1968; 1969; 1979a; 1979b; 1982). In Querschnitt-, aber auch Längsschnittuntersuchungen erhielt Foulkes eine Fülle von Ergebnissen über das Träumen von Kindern und Jugendlichen, welche im Folgenden in aller Kürze dargestellt werden sollen.

Empirisches über die Träume der Kinder

Nach Foulkes' (1979b; 1982) Untersuchungen sind die Träume der kleinen Kinder ziemlich einfach und frei von

Emotionen. Ähnlich wie andere geistige Fähigkeiten wird das Vermögen, differenzierte phantasiereiche und beängstigende Träume hervorzubringen, erst im Laufe der Entwicklung erworben.

Die REM-Träume von Kindern stellen ziemlich getreue Abbilder einiger äußerer Umstände, Sorgen und Interessen aus ihrem Wachdasein dar. Traumdenken kann nach Foulkes nie vielschichtiger sein als das Wachdenken.

Die Träume der Drei- bis Vierjährigen erscheinen voroperational im Sinne von Piaget, erst bei den Fünf- und Sechsjährigen ist ein Übergang zum operationalen Denken festzustellen. Jedoch gewinnen erst die Träume der Sieben- bis Achtjährigen deutlich an formaler Strukturierung, die Fähigkeit, imaginäre Handlungsabläufe differenziert auszuarbeiten, ist jetzt gewachsen. Symbolische Trauminhalte kommen erst dann vor, wenn das Kind auch bei Tag operational denken kann.

Traumschaffen ist nach Foulkes eine kognitive Fähigkeit, die der gleichen strukturellen Entwicklung unterworfen ist wie jede andere Fähigkeit im Wachzustand.

Nach Meinung von Foulkes symbolisiert der Inhalt zumindest einiger Träume des Kindes zweifellos die sich gerade vollziehende psychosexuelle Entwicklung, wie sie die Psychoanalyse beschrieben hat. Jedoch wird dieser Symbolismus seiner Meinung nach von der kognitiven Entwicklung des Kindes wesentlich beeinflusst und eingedämmt.

In Foulkes' Untersuchungen wurden zum ersten Mal über einen Zeitraum von fünf Jahren die Berichte von REM-Träumen und Non-REM-Träumen von psychisch gesunden Kindern und Jugendlichen, unmittelbar nachdem sie geträumt wurden, systematisch erfasst; in einer Situation, die keinen Anlass bot, die Traumberichte beim Erzählen bewusst zu verändern. Foulkes' Arbeit muss im Bereich der systematischen Erfassung von Kinderträumen als Pioniertat hoch eingeschätzt werden. Das von ihm erfasste Traummaterial gewährte erstmalig Einblicke in die Traumentwicklung von psychisch gesunden Kindern zwischen dem dritten bis zum fünfzehnten Lebensjahr. Foulkes zeigte mit seinen Untersuchungen vor allem auf, dass eine deutliche und eindeutige Parallele besteht zwischen dem kognitiven Reifen im Wachdasein und der Entwicklung, die sich innerhalb des Träumens vollzieht.

Die Ergebnisse von Foulkes' Untersuchungen stehen teilweise im Gegensatz zu den Ergebnissen bisheriger Untersuchungen von erinnerten Träumen. Dies rührt daher, dass Ergebnisse der experimentellen Traumforschung mit den Ergebnissen der Traumpsychologie letztlich nicht verglichen werden können, weil sie auf unterschiedlichen Voraussetzungen beruhen.

1. Die wesentlichen Unterschiede der systematisch erfassten Stichproben zu spontan erinnerten Träumen sind auf die Selektion der Träume durch die Erinnerung zurückzuführen.

   Nach Foulkes' Meinung erinnern Kinder besonders atypische Träume, die ungewöhnlich lebhaft oder gar schrecklich sind. Auch würden Kinder ihre Traumberichte oft bewusst ausschmücken, um Erwachsenen so zu imponieren. Hierzu kommt noch – so Foulkes –, dass gestörte Kinder (und deren Traummaterial wurde ja in der Vergangenheit überwiegend untersucht) tatsächlich bizarrere Trauminhalte hätten und bei ihnen die Neigung, sie auch noch zu verändern, am größten wäre.

2. Unterschiede rühren möglicherweise auch daher, dass die Erfassung der Träume im Schlaflabor sich anders darstellt als die Aufnahme jener Träume, die in der vertrauten familiären Situation geträumt wurden.

Auch wenn es die Schlafforscher bestreiten: Die Situation im Schlaflabor, mit Drähten auf der Kopfhaut und mit ständiger Unterbrechung des Schlafs, ist keine natürliche. Es ist eine empirisch überprüfte Tatsache, dass Träume und ihr Inhalt stark davon abhängen, was die Umwelt von Träumenden erwartet; so gelingen Traumsuggestionen besonders gut bei Kindern.

Darüber hinaus ist es für Kinder von besonders großer Bedeutung, wem sie den Traum erzählen (vgl. Kommunikative Funktion, S. 177). So heißt das Fehlen von Alpträumen in Foulkes' Längsschnittuntersuchungen beispielsweise nicht, dass sie etwa von Kindern in der normalen Alltagssituation nicht geträumt würden. In verschiedenen Untersuchungen konnte festgestellt werden, dass Alpträume unter Laborbedingungen so gut wie nicht vorkommen, während sie außerhalb des Labors durchaus häufig erzählt werden (vgl. Strunz 1986, S. 263*f.*).

In Foulkes' Forschungsprojekt schliefen 26 Kinder aus der weißen gehobenen amerikanischen Mittelschicht acht bis neun Nächte jährlich in einem Schlaflaboratorium, weitere 17 Kinder wurden ein Jahr oder mehrere Jahre beobachtet. In dieser Zeit kam es zwar zu 788 Traumberichten, die Stichprobe erscheint trotzdem für repräsentative Aussagen als klein.

Foulkes' Erkenntnisse bedeuten einen Wissensgewinn. Sie konnten allerdings keinen direkten Einfluss darauf ausüben, wie innerhalb der psychotherapeutischen Behandlung von Kindern und Jugendlichen mit deren Träumen umgegangen wird, wo der erinnerte Traumbericht mit hermeneutischen Mitteln und Empathie erst in der zwischenmenschlichen Beziehung erschlossen wird.

Empirisches über die Träume der Jugendlichen

Die psychoanalytische Forschung geht davon aus, dass die hormonelle Umstellung während der Pubertät mit einer Zunahme von Triebstärke einhergeht und darum die ängstlichen und aggressiven Affekte anwachsen. Damit wird gleichzeitig eine Wiederbelebung der frühkindlichen Phasen und Konflikte eingeleitet. Diese Annahmen konnten durch kasuistische und inhaltsanalytische Untersuchungen von Träumen von Jugendlichen aus psychotherapeutischer Behandlung zum großen Teil bestätigt werden.

In einer eigenen sprachinhaltsanalytischen Untersuchung (Hopf, 1989) untersuchte ich die Träume von Jugendlichen (dreizehn bis siebzehn) und verglich sie mit Träumen von Kindern (sechs bis zwölf). Ein Anstieg von Angst und Aggressivität ließ sich signifikant nachweisen, interessanterweise jedoch nur bei den Mädchen.

Ein besonderer Stellenwert kommt auch bei den Träumen der Adoleszenten den Ergebnissen von Foulkes (1979b; 1982) zu, die in Langzeituntersuchungen im Schlaflabor gewonnen wurden.

Foulkes stellte fest, dass die Träume in der frühen Adoleszenz thematisch schwerer zugänglich wären, vertraute Personen und bekannte Orte würden jetzt seltener verwendet. Positive und negative Gefühle, Motivationen und Konsequenzen hieraus zeigten ebenfalls Veränderungen, was die Hypothese stützen würde, dass es sich bei der Adoleszenz um eine Entwicklungsstörung handle. Auch ließen sich zunehmende Interessen an körperlichen Vorgängen und sexuellen Inhalten feststellen. Somit spiegelten sich in den Träumen durchaus die sexuellen Veränderungen, auch die Entwicklung der Geschlechtsrolle und neuerwachtes Interesse an anatomischen Besonderheiten wider. In erster Linie stellte Foulkes jedoch eher eine Tendenz zur Weiterentwicklung und zur Reifung fest, vor allem jedoch einen Zugewinn an kognitiven Fähigkeiten.

Foulkes (1982) konnte somit in seinen Langzeituntersuchungen von Laborträumen die extremen Veränderungen, wie sie von psychoanalytischen Autoren beschrieben worden waren, nicht ganz bestätigen. Die Ursache für die unterschiedlichen Ergebnisse dürfen dieselben sein, wie sie zuvor diskutiert wurden.

Kindliche Konflikte im Spiegel der Träume und wie Eltern und Erzieher damit umgehen können

Wie schon mehrfach erwähnt, erzählen die Träume von Kindern von kleineren und größeren Konflikten, die das Kind im Augenblick zu bewältigen hat; Träume sind also in das Lebensgesamt der Kinder eingebettet und sind nur aus diesem heraus zu verstehen. Schon von daher wird einsichtig, dass wir die jeweiligen Traumgeschichten immer nur auf dem Hintergrund der individuellen Lebensgeschichte entziffern können. Im Schlaflabor protokollierte Träume bleiben unverbindlich und letztlich ohne Aussagekraft.

Als zentrale Konflikte schlagen sich in den Träumen der Kinder nieder:

- Triebwünsche des Kindes im Widerstreit mit einer ablehnenden Umwelt oder mit innerseelischen Verboten (Es-Über-Ich-Konflikt).
  Hieraus resultiert auch eine gewisse Häufung von Angstträumen während des Alters von drei bis sechs Jahren (wie später während der Pubertät).
- Konflikte zwischen rückwärts gerichteten und vorwärts gerichteten (propulsiven) Kräften, zwischen Festhalten und Anklammern auf der einen Seite und Loslösen, Verselbständigen auf der anderen Seite.
- Individuelle Familienkonflikte wie Angst vor dem Verlassenwerden bei Trennung der Eltern, Geschwisterrivalitäten et cetera.
- Erste Konflikte mit dem sozialen Umfeld, im Kindergarten, auf der Straße, Auseinandersetzungen und Rivalisieren mit Altersgenossen et cetera.

Weil es in der Vergangenheit kaum gelang, Kinder zum Assoziieren anzuleiten, konnte sich die Trauminterpretation gegenüber anderen Techniken in der Kinderpsychotherapie nicht durchsetzen, was vielleicht zu einem Teil das mangelnde Interesse an den Träumen der Kinder überhaupt erklärt. Träume, gerade von kleinen Kindern, sind jedoch ein wichtiges Instrument für die Diagnostik und können Auskunft geben über viele äußere und innere Konflikte, den Stand der psychosexuellen Entwicklung, Regressionen zu frühen Positionen und vieles mehr. Kenntnisse von der psychosexuellen Entwicklung, Grundlagen über Traum und Traumdeutung sowie eine Vertrautheit mit den Abwehrmechanismen sind für die Beurteilung und das Verständnis der kindlichen Träume innerhalb der Erziehung, speziell der Sexualerziehung, notwendig.

Der Psychoanalytiker Tobias Brocher meint hierzu: „Für die Sexualerziehung ist ein Grundwissen über Traum und Traumtheorien deshalb erforderlich, weil Kinder und Jugendliche häufiger von Angstträumen geplagt werden, die sich oft wiederholen. Aus dem Inhalt des manifesten Trauminhaltes lässt sich mit einigem psychologischen Geschick, vor allem durch die weiteren Assoziationen, Einfälle und sonstige Befürchtungen, Wünsche und Interessen des Kindes das Grundthema des latenten Trauminhaltes erschließen. Da dieses Thema dem Kind unbewusst bleibt, lässt sich die erzieherische Hilfe durch eine vom aktuellen Traum unabhängige Klärung dieser Inhalte in Richtung einer Ermutigung verstärken, ohne dem Kind dabei die Angst ausreden zu wollen, was nicht das geringste bewirken würde“ (Brocher 1972, S. 648).

Es gibt viele Gründe, welche dafür sprechen, den Kindertraum ernst zu nehmen und ihn als eine wichtige Mitteilung aus dem Unbewussten zu betrachten. Trotzdem wird zumeist den Träumen im Allgemeinen, den kindlichen Träumen ganz besonders, kein Wert beigemessen, weil sie nicht selten als Ausgeburt einer überschäumenden Phantasie abgetan werden. Vielleicht werden sie manchmal vom klugen Erwachsenen noch als Witzchen aus dem

Kindermund angehört, oft wird ein Eingehen auf sie sogar als schädlich angeprangert. Die Geringschätzung oder Ablehnung des kindlichen Traums mit scheinbar rationalen Begründungen ist jedoch nicht selten ein Resultat von irrationalen Ängsten vor der eigenen unbewältigten Vergangenheit.

Häufig vorkommende Traumtypen

Es gibt – wie bereits zuvor erwähnt wurde – typische Traummuster, welche allgegenwärtig zu sein scheinen und bei fast allen Menschen irgendwann vorkommen können. Im Folgenden möchte ich über vier von ihnen berichten.

Schwebe- und Flugträume

Bastian, acht Jahre alt, erzählt folgendes: „Manchmal träume ich, dass ich in der Schule kämpfe. Dann fliege ich über die anderen weg. Das ist wunderschön. Ich fühle mich dann leicht wie eine Feder."

Bastians Eltern gehören der unteren sozialen Schicht an. Zum Zeitpunkt, als der Junge diesen Traum hatte, mussten seine Eltern die Wohnung aufgeben und in eine kleine Altbauwohnung ziehen.

Flugtraum und Falltraum werden zumeist im Kontext gesehen. Mit „Flugtraum" wird in der Regel der sogenannte Schwebetraum gemeint, in dem das Traum-Ich gleitet oder schwebt mit überwiegend lustvollen Gefühlen. Oft ist das Schweben von einem Hoch- und Glücksgefühl begleitet, weil sich der Träumer angestaunt und bewundert sieht. Der Psychoanalytiker Balint (1960) sah im Schwebetraum eine Wiederholung der frühen Mutter-Kind-Beziehung, in welcher der Mensch noch eins mit seinem Universum war, so, wie der Fötus im Fruchtwasser schwimmt.

In der Regel ist der Traum vom Selberfliegen gekennzeichnet durch Objektlosigkeit und den Rückzug des Träumers auf die eigene Person, es ist letztlich eine extreme →*narzisstische Phantasie* von einsamer Größe (vgl. Rentrop 1980). Der Schwebetraum ist darum bestens geeignet, ein schwaches und bedrohtes Selbstwertgefühl zu →*kompensieren*, so, wie es der kleine Bastian in seinem Traum wahrscheinlich tat.

Fallträume

Simone, zwölf Jahre alt, träumt: „Ich saß auf einer Riesenschaukel, die so hoch ist, dass man oben die Befestigung der Seile nicht sehen kann. Nun fange ich an zu schaukeln. Immer höher und immer schneller. Mir wird schwindelig, und ich lasse los. Dann falle ich und drehe mich dabei immer schneller und schneller. Ich fühle mich übel und schlecht und versuche irgendwie zu stoppen und mich anzuhalten. Aber es gelingt mir nicht. Ich falle immer tiefer, aber nie kommt der Boden. Ich kann mir diesen Traum nicht erklären, weil ich normal nie Höhenangst habe."

Träume vom Fallen scheinen zunächst weit verbreitet zu sein: Die Anzahl derer, die irgendwann einen solchen Traum hatten und sich daran erinnerten, schwankt in den verschiedenen Untersuchungen zwischen 52,3 Prozent und 88 Prozent. Andererseits konnte der Traumforscher Hall (1955) unter 2668 Aktionen bei 1000 berichteten Träumen lediglich zwei Prozent „Fallen" ausmachen. Darum gilt es festzuhalten: Die meisten Träume handeln zwar nicht vom

Fallen, aber die meisten Menschen erinnerten sich daran, dass sie zu irgendeiner Zeit einmal einen solchen Traum hatten.

Bei Kindern und Jugendlichen ist der Sachverhalt ähnlich. Hier schwanken die Angaben zwischen sieben Prozent und 14 Prozent. Wird von einem Falltraum gesprochen, so ist in der Regel gemeint: Der Träumer stürzt aus großer Höhe ins Ungewisse. In der Regel ist außer dem Traum-Ich keine Person zugegen; der Traum wird unlustvoll erlebt, oft mit Gefühlen von Angst oder gar Panik.

Es scheint so zu sein, dass Schwebe- und Falltraum zusammengehören, und in vielen Träumen – insbesondere der Jungen – ist das Kippen vom Schwebe- in den Falltraum sehr schön zu beobachten, folgte auf das Schweben der Absturz in die Tiefe. Auf die Geschlechtsunterschiede möchte ich auf Seite 195*ff.* eingehen. Schon Freud sah Träume vom Fallen und vom Fliegen als zusammengehörig. Er erklärte solche Träume als die Wiederholung von kindlichen Bewegungsspielen, aber auch als das Ergebnis eines Konfliktes zwischen Lust und Schuldgefühlen („moralisches Fallen").

Mit beginnender Pubertät häufen sich die Fallträume ebenfalls. Wie im oben berichteten Traum von Simone bekommen die Kinder jetzt offensichtlich Schwierigkeiten, ihre Triebkräfte zu steuern.

Die meisten Autoren, die sich später mit Fallträumen befassten, sahen eine rein sexuelle Bedeutung als zu einseitig und eng an. Heute wird der Falltraum allgemeiner interpretiert als die Reaktion eines Träumers auf eine unmittelbare Gefahr. Er fürchtet, der prekären Situation nicht mehr standhalten zu können, und befürchtet den

Kontrollverlust oder den Verlust seines innerseelischen Gleichgewichtes. Absturzträume treten tatsächlich oft in Folge von schweren Kränkungen auf, nach Enttäuschungen und bei Trennungen.

Tierträume

Markus, vier Jahre und drei Monate alt, träumt: „Aus dem Bett ist eine Schlange hochgekommen. Da habe ich Angst gehabt und die Mama gerufen."

Im überwiegenden Teil von Träumen kleiner Kinder tummeln sich Tiere aller Gattungen. Der amerikanische Traumforscher van de Castle (1970) hat 450 Träume von Kindern bis zum sechzehnten Lebensjahr und 2000 Träume von weiblichen und ebenso viele von männlichen Träumen untersucht und kam zu dem überraschenden Ergebnis: Mit zunehmendem Altern nehmen die Tierträume signifikant ab.

Alter	*Tierträume (in Prozent)*
4	61
4–6	39
7–8	28
9–10	24
11–12	22
13–14	16
15–16	9
Erwachsene	7,5

Erwachsene träumen an erster Stelle von Hunden, Pferden und Katzen. Kinder träumen häufiger von wilden und gefährlichen Tieren, die Angst einjagen können, von Urwaldtieren, Bären, Krokodilen und Spinnen. Dabei gibt es auch Geschlechtsunterschiede: Mädchen bevorzugen in ihren Träumen Säugetiere, Jungen eher Reptilien. Dies bedeutet vielleicht, dass Jungen ihre Gefühlsseite eher fremd erleben und weniger akzeptieren können als Mädchen.

Warum Kinder so oft von Tieren träumen, darüber gibt es verschiedene Überlegungen. Das Kind ist zunächst nur bedingt fähig, sich selbst darzustellen; es projiziert darum Vorstellungen von sich selbst und Erlebnisse auf das Tier. Die Psychoanalytikerin Julie Aichele ist der Meinung, dass das Tier eine Brücke zwischen der äußeren Natur und – durch seine Zugehörigkeit zum Märchen und zum Mythos – der inneren Wirklichkeit darstellt. Damit beschreibt sie ein ähnliches Phänomen wie Donald W. Winnicott mit seinem →*Übergangsobjekt*, das für die kleinen Kinder auf dem Weg zu einer reifen Objektbeziehung eine wichtige Rolle spielt.

Van de Castle geht auch davon aus, dass Tiere in den Träumen archetypische Symbole repräsentieren. Sie sind seiner Überzeugung nach Abkömmlinge des sogenannten →*kollektiven Unbewussten*, entstanden in einer Zeit, als Tiere noch reale Feinde des Menschen waren. Wenn das Kind heranreift, gewinnen zunehmend andere Symbole an Bedeutung, können Affekte differenzierter visualisiert werden. Dass Tiere aber auch in den Träumen der Erwachsenen weiterhin eine konstante und wichtige Rolle spielen, zeigt, wie schwer es fällt, uns von den Ängsten der frühen Kindheit zu befreien.

Körperreizträume

Angela, fünfzehn Jahre alt, erzählt den folgenden Traum: „Ich habe im Traum aufs Klo müssen, habe mich draufgesetzt und ganz beruhigt Wasser gelassen. Da bin ich aufgewacht und habe gemerkt, dass ich ins Bett gemacht habe."

Es handelt sich hier um einen typischen Traum, wie ich ihn in leicht abgewandelter Form immer wieder gehört habe. Eine gefüllte Blase samt Harndrang führt offensichtlich zu einem Traumbild, in dem die Träumerin ungestört urinieren durfte, in Wirklichkeit aber ins Bett machte. Dabei handelt es sich in der Regel nicht um einen bei Enuretikern (Bettnässern) typischen Traum, weil nächtliches Einnässen während der (meist) traumlosen Non-REM-Phasen geschieht.

In dem vorherigen Traum wurde versucht, einen stark schlafstörenden Reiz in ein Traumbild umzuformen. Auch wenn Freuds verallgemeinernde Theorie, der Traum wäre immer „Hüter des Schlafs", so nicht aufrechtzuerhalten ist, beschützen solche und ähnliche Traumbilder eben doch den durch die unangenehmen Körperreize gefährdeten Schlaf. Körperreize während des Schlafs können also typische Träume auslösen.

Eine solche Wunscherfüllung habe ich bereits mit Steffis Traum von den Pommes frites aufgezeigt (S. 54). Ein anderer kleiner Träumer hatte am Abend zuvor eine scharf gewürzte Speise gegessen und starken Durst bekommen. Er träumte, er würde aus einer Flasche Sprudel trinken, aber es kam nichts heraus. Nach immer wieder neuen Trinkversuchen wachte er schließlich aus dem Schlaf auf.

Der starke Durstreiz hatte sich schließlich doch gegen die Wunscherfüllungsbilder durchgesetzt, die ja – anders als beim Wasserlassen – keine reale Befriedigung bringen konnten.

Der sogenannte „Pavor nocturnus" – das Kind schreckt mit panischen Ängsten aus dem Schlaf auf und findet nur schwer in die Wirklichkeit zurück – ereignet sich während der traumarmen Non-REM-Schlafphasen, meist am Ende des ersten Schlafzyklus.

Heute wird davon ausgegangen, dass physiologische Erreger mitwirken und dass die Verlangsamung der Lebensfunktionen (Pulsschlag, Atmung) schwere Angstbilder nach sich zieht, die dann vom Kind nur ungenügend bewältigt werden können.

Der Einfluss von spezifischen Reizen auf die Entstehung von Traumbildern wurde inzwischen systematisch erforscht, indem man schlafende Versuchspersonen direkten optischen, akustischen und Berührungsreizen aussetzte. Mit diesen Versuchen konnten unter anderem die schon von Freud beschriebenen Mechanismen der Traumarbeit bestätigt werden.

Kapitel VIII

Geschlechtsunterschiede in den Träumen von Kindern

Im folgenden Kapitel soll weniger die individuelle Bedeutung einzelner Träume vor dem Hintergrund der Biographie diskutiert werden, sondern es sollen vielmehr für das jeweilige Geschlecht typische Träume betrachtet werden. Träumen Mädchen anders als Jungen, sind typische Merkmalsunterschiede festzustellen, und wo rühren sie her?

Ich möchte zunächst noch einmal auf den Traum des dreijährigen Christian (S. 35) hinweisen und auf den Traum der fünfjährigen Melanie (S. 35). Beide Träume handeln vom gleichen Konfliktthema, nämlich von ersten aggressiven und sexuellen Triebwünschen.

Zugleich unterscheiden sie sich in einem wesentlichen Punkt: Im ersten Traum wird der kleine Träumer von Räubern, also wilden, undifferenzierten und rücksichtslosen Wesen, bedroht – sie wollen ein langes Rohr stehlen; im zweiten Traum bringen die Räuber einen Schlauch mit und sprühen die kleinen Träumerin an. Die Symbole, welche die Träume zur bildlichen Darstellung benutzen, sind beide Male ähnlich, nur ist einmal schon etwas da und soll gestohlen werden, und das andere Mal besitzen es die Räuber. In beiden Träumen geht es um erste Geschlechtsunterschiede, also um die Frage der Geschlechtsidentität.

Diese Differenzierung setzt dann ein, wenn Mädchen und Jungen beginnen, sich als solche zu erfahren, und geschlechtstypische Eigenschaften entwickeln. Dies geschieht in der Regel vom dritten bis vierten Lebensjahr an, wobei die Grenzen selbstverständlich fließend sind. Von da an kann man in den Träumen typisch „weibliche" und „männliche" Symbole erkennen.

Bisherige Untersuchungen über Geschlechtsunterschiede in den Träumen

Die Unterschiede zwischen den Traumerzählungen von weiblichen und männlichen Träumern wurden in der Vergangenheit von verschiedenen Autoren untersucht und beschrieben.

In seiner Aufarbeitung und Zusammenfassung von bisherigen Untersuchungen manifester Träume von Kindern (vor der Ära der Schlafforschung) diskutierte De Martino (1955) auch die Geschlechtsunterschiede. So war bis dahin festgestellt worden, dass Mädchen häufiger Träume mitteilen als Jungen, vor allem erzählten die Mädchen mehr Details und lieferten genauere Beschreibungen der Traumcharaktere. Die Mädchen berichteten von mehr Trauminhalten, in denen sie gejagt oder bedroht wurden, sie hatten mehr offene Wunscherfüllungsträume als die Jungen und unterschieden sich auch durch die Art ihrer Wünsche. Im Alter von fünf bis zwölf Jahren kamen bei den Jungen mehr Träume von körperlicher Verletzung von Unfällen und vom Fallen vor. Sechsmal häufiger als die Mädchen hatten die Jungen Träume von Abenteuern und von Tapferkeit, aber auch mehr Angstträume, vor allem Furcht vor Räubern und Einbrechern. Außerdem hatten die Jungen mehr →*kinästhetische Träume* und träumten häufiger von sportlichen Aktivitäten.

Hall war bereits 1963 in einer inhaltsanalytischen Untersuchung von Träumen von Mädchen und Jungen zu dem Ergebnis gekommen, dass Jungen häufiger von unbekannten Männern träumen als Mädchen. Hall schloss hieraus in Anlehnung an das Freudsche Konzept vom Ödipuskomplex, dass der Fremde in den Träumen oft die Vorstellung des Kleinkindes vom Vater als feindlichem Fremdling wiedergibt (vgl. auch Hall & Domhoff 1963).

Foulkes (1982) kam in seinen Untersuchungen von Laborträumen von Kindern zwar zum selben Ergebnis wie Hall, fand jedoch eine andere Erklärung dafür: Er ging davon aus, dass Jungen ihre Geschlechtsrollen-Identifikation lernen, indem sie andere Männer erleben und so handeln wie sie (Identifikation). Mädchen würden dagegen ihre Rolle erlernen, indem sie sich über männliche Verhaltensweisen als gegensätzlich erfahren und auch gegensätzliche Verhaltensweisen zeigen (reziprokes Lernen). Beide Hypothesen bleiben gleichermaßen spekulativ und wenig überzeugend.

Möglicherweise hängen die Geschlechtsunterschiede in den Träumen von unterschiedlichen Variablen, u. a. auch von der Intelligenz ab. So untersuchte Sternlicht (1966) eine Stichprobe von Träumen von geistig Behinderten. Eine Analyse der Inhalte ergab hier keinerlei signifikante Unterschiede zwischen den Geschlechtern.

Zusammenfassend kann gesagt werden:

- Die Träume von Mädchen und Jungen unterscheiden sich deutlich, die Unterschiede bilden sich in der Regel kontinuierlich zum Wachleben ab. Welche Geschlechtsunterschiede sich abbilden und auf welche Art und Weise, hängt von verschiedenen Variablen ab (wahrscheinlich von der Intelligenz, vom Alter, von der sozialen Schicht u. a.).

- Die Träume der Jungen und der Männer werden im Allgemeinen als unerfreulicher und aggressiver beschrieben als die Träume der Mädchen und Frauen. Die Jungen träumten sich auch häufiger als Held in Abenteuern und bei großen Taten.
- In Anlehnung an Cartwright (1982) kann verallgemeinernd gesagt werden, dass sich Mädchen (Frauen) in ihren Träumen mehr mit zwischenmenschlichen Beziehungen und dem Raum innerhalb der eigenen vier Wände befassen; Jungen (Männer) dagegen stärker mit aggressivem Streben und der Außenwelt.

Eine eigene Untersuchung

Vor mehr als 30 Jahren habe ich 291 Träume von Kindern und Jugendlichen an der Forschungsstelle für Psychotherapie in Stuttgart inhaltsanalytisch untersucht. Meine Schwerpunkte betrafen vor allem die Bereiche Beziehung, Nähe und Distanz, sowie Aggression. Diese Untersuchung wurde inzwischen mehrere Male an der Universität Zürich wiederholt, mittlerweile läuft ein Projekt an der Universität Mailand – bislang wurden meine Ergebnisse durchweg bestätigt. Diese Untersuchungen werden ausführlich in meinen beiden Büchern „Träume von Kindern und Jugendlichen" sowie „Die Psychoanalyse des Jungen" dargestellt.

So konnte ich empirisch nachweisen, dass Jungen bis zwölf aggressiver träumen als Mädchen, was kaum überrascht. Sie träumten vor allem häufiger von mehr körperlichen Auseinandersetzungen als sie Mädchen, und sie wurden mehr als diese von unbekannten Männern bedroht. Die Jungen träumten auch häufiger von Bewegung, von mehr Abenteuern und von grandiosen Phantasien. Die folgende Tabelle zeigt, wie sich bestimmte Traumtypen auf Mädchen und Jungen verteilt haben:

Trauminhalt	*Mädchen*	*Jungen*
Schweben	6 Prozent	16 Prozent
Fallen	7 Prozent	12 Prozent
Abenteuer, Held	8 Prozent	25 Prozent
Nähe, Trennung	14 Prozent	5 Prozent
Körperteile	9 Prozent	4 Prozent

In meinen Untersuchungen hatten Jungen dreimal so häufig Träume wie die Mädchen, in denen sie der Held waren und aufgrund ihres Könnens mit jeder Situation fertig wurden, wie etwa im folgenden Beispiel:

„Einmal habe ich geträumt, dass mir die ganze Welt gehört. Dann tät ich mir ein schnelles Boot kaufen und um die ganze Welt fahren." (Junge, 10 Jahre)

Auffällig wird bei solchen Träumen nicht nur, wie sich die Jungen geradezu zwanghaft immer wieder in der Außenwelt bewähren müssen, sondern dass sich Phantasien von Ruhm und eigener Größe durch viele Träume ziehen. Diese Tatsache spiegelt zum einen den wesentlich höheren Stellenwert, den Erfolg und Misserfolg bei Jungen einnehmen, zum anderen auch, wie abhängig ihr Selbstwert von äußerer Anerkennung ist. Noch deutlicher spiegelt sich diese narzisstische Thematik in den Schwebe- und Flugträumen wider, welche ebenfalls bei den Jungen signifikant häufiger vorkommen als bei den Mädchen. Wiederum ein Beispiel:

„Wie sehr oft in meinen Träumen nahm ich Anlauf und hob ab. Ich flog. Ohne Flügel, nur mit den Armen. Je weiter ich in der Luft bin, desto weniger Anstrengung kostet es mich. Ich fliege nie höher als zehn Meter. Ich wundere mich, wieso keiner zu mir hochschaut." (Junge, 15 Jahre)

Dieser Traum beinhaltet letztendlich eine Phantasie von einem einsamen Menschen im Raum, der ohne fremde Hilfe auskommt und Grandioses leistet. Ähnliche Größenphantasien sind in der Comic-Figur vom Superman verdichtet. Völlig beziehungslos schwebt der Träumer im Raum, er braucht keine Hilfe, aber fast verzweifelt sucht er die Bewunderung.

Doch wo Größenphantasien vorherrschen, ist meist auch die dunkle Kehrseite zu erkennen, ein brüchiges Selbstwertgefühl. Es verwundert darum nicht, dass bei Jungen nicht nur die Flugträume, also die narzisstischen Träume häufiger vorkommen, sondern auch Träume vom Fallen. Wir verstehen solche Träume unter anderem als die Reaktion eines Träumers auf eine unmittelbare Gefahr. Er befürchtet der prekären Situation nicht mehr standhalten zu können, und es droht der Kontrollverlust oder Verlust seines innerseelischen Gleichgewichts. Absturzträume treten tatsächlich oft in Folge von schweren Kränkungen auf, nach Enttäuschungen und bei Trennungen. Hierfür das Traumbeispiel eines 14-jährigen Jungen:

„... ich habe geträumt, dass ich fliegen könnte über B. Am Kirchturm, da sieht ein Ungeheuer heraus. Ich krieg

Angst und flieg weg. Ich bin tief gefallen, ganz tief und weich aufgeschlagen".

Ergänzend zum Vorherigen kann vermutet werden, dass Schwebe- und Falltraum die Träume einer depressiven Entwicklung sein können. Ängste, nicht gehalten, nicht gesehen zu werden, münden dann in einen depressiven Absturz. Mit Grandiosität, manischer Abwehr, können die Ängste zeitweilig gemildert werden, der Schwebetraum kann vermutlich depressive Ängste kompensierend verarbeiten.

Die Träume der Mädchen sind in der Regel freundlicher als die der Jungen, und wenn sie von aggressiven Auseinandersetzungen träumen, so sind diese eher verbal. Zudem träumen Mädchen häufiger als Jungen von Zuhause und der Familie.

Vor allem aber besitzt die Beziehung in den Mädchenträumen einen anderen Stellenwert als in den Träumen der Jungen. Träume mit Trennungsangst, mit Sehnsucht nach einem geliebten Objekt, kommen bei ihnen um ein Mehrfaches häufiger vor. Hierfür ein Traumbeispiel: „Als ich im Hallenbad war, war meine Mutter dabei. Wir waren im Warteraum. Sie musste zur Kur. Ich weinte sehr. Es war ein trüber Tag. Plötzlich kam ein Auto. Ein Mann in Schwarz trat herein, ging zu meiner Mutter, sie ging mit. Sie stieg in das Auto und fuhr fort!" (Mädchen, 13 Jahre)

Auch sind Träume, in denen nur Körperteile vorkommen, wie Arme, Beine oder das Gesicht, bei Mädchen häufiger als bei Jungen. Generell treten überhaupt alle Träume, in denen es um Berührung und körperliche Nähe geht, bei Mädchen häufiger auf als bei Jungen, wie etwa der Folgende: „Ich traf meine Freundin Tina. Zuerst waren wir etwas verlegen. Nachdem ich sie aber umarmt habe, fingen wir beide glücklich an zu weinen, und es war alles wieder gut." (Mädchen, 15 Jahre)

Jungen sind in ihren Träumen mehr als Mädchen mit aggressivem Streben und mit der Bewältigung von Problemen der Außenwelt beschäftigt. Mädchen befassen sich in ihren Träumen dagegen eher mit der Innenwelt, den Innenräumen, der Familie und überhaupt mehr mit emotionalen und zwischenmenschlichen Problemen. Sie suchen menschliche Nähe und sind darum auch von äußerer Zuwendung stärker abhängig. In den Träumen der Jungen zeigt sich sehr deutlich die hohe Bedeutung von Erfolg und Misserfolg, spiegelt sich ihre Neigung zu narzisstischen Größenphantasien und zur Flucht ins Abenteuer, das ohne mitmenschliche Hilfe bestanden wird: Jungen fliehen eher die Nähe des Mitmenschen, sie suchen ihre Konflikte allein zu bewältigen. Das zugrunde liegende verborgene Abhängigkeitsbedürfnis wird auf diese Weise ständig verleugnet und verdrängt. Chodorow (1985) beschreibt das grundlegende weibliche Selbstgefühl mit „Weltverbundenheit", das grundlegende männliche Selbstgefühl hingegen als „Separatheit".

Zusammenfassung

So zeigt sich an den unterschiedlichen Traumbildern von Mädchen und Jungen ein entscheidender Geschlechtsunterschied: Für das Mädchen sind Nähe, Liebe, Emotion und Beziehung von größerer Bedeutung, für den Jungen eigenes Können, Autonomie und die Vorstellung von der eigenen Allmacht (vgl. Hopf, 2007; Hopf, 2012). Da sich

Persönlichkeitsanteile in Traumuntersuchungen nicht kompensatorisch, sondern kontinuierlich abbilden, können wir davon ausgehen, dass sich bei Jungen tendenziell stärker eine narzisstisch-objektmeidende Neigung manifestiert, bei Mädchen häufig eine anklammernd-depressive. Barbara Rendttorff (2003) hat zu meinen Untersuchungen das Folgende angemerkt: „... dass damit eine Tendenz abgebildet wird, die in vielen Untersuchungen die geschlechtstypischen Unterschiede zwischen Mädchen und Jungen zu fundieren scheint: Bei Mädchen und Frauen eine Problematik im Bereich Selbständigkeit, Autonomie, Abgrenzung und allem, was dazu gehört ... bei Jungen und Männern oftmals Probleme im Bereich von Beziehungsfähigkeit zu anderen und zu sich selbst: Empathie, Sich anvertrauen, Sich einlassen, Aushalten von Schwäche, Grenzen akzeptieren" (S. 188).

Es stellt sich natürlich die Frage, wie es zur Entstehung dieser Unterschiede kommt. Ich möchte betonen, dass auch dies nur vorläufige Hypothesen sein können. Warum idealisieren Mädchen die menschlichen Objekte und Beziehung? Warum fürchten sie Autonomie und gefährliche Räume? Warum flüchten Jungen in – für sie – *freundliche* Weiten, die für andere Menschen kalte Leerräume sind, vergleichbar dem All oder den Unwirtlichkeiten des Himalayas? Warum fürchten sie die Nähe lebendiger Objekte und geben sich lieber mit kalter Technik ab? Weil sie die *ganze* Welt als eine liebende Mutter ersehnen und erleben. Die Welt ist für sie eine einzige Umweltmutter.

Verantwortlich dafür sind beim Jungen wohl in erster Linie die Biologie, das andere Gehirn, das im Mutterleib entsteht sowie die Androgene, vor allem das Testosteron.

Ich gehe jedoch davon aus, dass eine zentrale Ursache die *Folgen* des Testosterons sind. Zwischen Jungen und Mutter kann eine problematische und ambivalente Beziehung entstehen. Jungen sind vom ersten Tag an anders sind als Mädchen. Sie bewegen sich heftiger, und sie befassen sich mit unbelebten Dingen, schauen der Mutter weniger ins Gesicht. Mit ihrem für Mütter befremdlichem Verhalten können Jungen von Anfang an auch andere Phantasien bei ihren Müttern auslösen als es Mädchen tun. Damit setzt sich die mütterliche Ambivalenz fort: Jungen können ihren Müttern wegen ihrer Andersartigkeit zwar faszinierend, jedoch auch fremd und bedrohlich erscheinen. Ich nehme an, dass dieser Prozess bereits beginnt, wenn die Mutter um das Geschlecht weiß und sich erste Phantasien darum ranken. Und ich gehe davon aus, dass der Säugling – je nach Geschlecht – unbewusst Akzeptanz oder Ablehnung fühlt und im Gesicht der Mutter und an ihrem Verhalten spüren kann. Vielleicht versucht der Junge den Schrecken über das Zerbrechen der Einheit mit der Mutter in jenen Momenten über eine *objektmeidende Abwehr* zu bewältigen. Er flüchtet in die externalisierende Motorik, um somit ängstigenden Phantasien auszuweichen. Diese Reaktionen werden jedoch nur dann in extremer Form auftreten, wenn eine Mutter den Jungen in seiner Bedürftigkeit und mit seinem Geschlecht vor dem Hintergrund der eigenen Lebensgeschichte nicht annehmen und seine Ängste nicht mildern kann.

Es können aber auch phylogenetische Ursachen vermutet werden, die wahrscheinlich weit in die Menschheitsgeschichte zurückreichen, Risikobereitschaft, Unternehmenslust, die Freude sich in Gefahr zu begeben, sich im

Kampf zu messen, sind für den Mann der Vorzeit gemäß Bischof-Köhler (2011, S. 151) sicherlich von Vorteil gewesen. Er war Jäger und für die Ernährung der gesamten Familie zuständig. Die Frau war vor allem als Mutter für das Wohl und die Versorgung der Kinder verantwortlich, sie brauchte als wichtigste Fähigkeit Liebe und Fürsorglichkeit. Die Mutter war zu jenen Zeiten unersetzlich für ihre Kinder und war vor allem im familiären Bereich, aber auch als Sammlerin tätig – schon damals war sie auch berufstätig. C. G. Jung hat als einen Container für solche phylogenetische Phantasien das kollektive Unbewusste entworfen. Die von mir beschriebenen Geschlechtsunterschiede können auch in Märchen und Mythen wiedergefunden werden.

Mädchen leiden stärker als Jungen unter psychosomatischen Störungen und einer Neigung zu vermehrter Depression und Ängsten. Die Verarbeitung ihrer Konflikte ist deutlich *internalisierend* und autoaggressiv. Darum kommen sie während ihrer Pubertät und danach mit Essstörungen, Depressionen sowie selbstverletzendem Verhalten in Behandlung. Jungen haben mehr Probleme mit der Beherrschung von aggressiven Affekten, sie neigen darum auch stärker zu sozial störenden, ausagierenden Verhaltensweisen mit Aggressionen und Hyperaktivität und tragen so ihre Konflikte in die Außenwelt – sie *externalisieren.* Sie fallen wegen ihrer sozialen Störungen auf, es kommen vor der Pubertät viermal so viel Jungen in Behandlung und erhalten häufig Medikation. Fasse ich diese Gegebenheiten in zwei Bilder, so kann gesagt werden: Jungen machen den Schulhof zum Kampfplatz und Mädchen den eigenen Körper! (vgl. Hopf, 1998; Heinemann; Hopf, 2015).

Anhang

Glossar

Ambivalenz: ist die gleichzeitige Anwesenheit von einander entgegengesetzten Strebungen, Haltungen oder Gefühlen, also beispielsweise von Liebe und Hass in der Beziehung zu einer Person. (S. 51)

Amplifikation: ist ein Teil der Methode von C. G. Jung, Träume zu deuten. Der persönliche Kontext des Traumes wird mit einer allgemeingültigen Bildersprache, etwa mit Märchen und Mythen, verknüpft und erfährt so eine Erweiterung (vgl. Traum von der Hexe, S. 87). (S. 90)

Archetypen: sind nach C. G. Jung Urbilder, die für die Menschheit überhaupt typisch sind. Sie entstammen dem kollektiven Unbewussten (z. B. der alten Weise, die große Mutter etc.). (S. 192)

Assoziation, freie: bedeutet, ohne Kritik und Einschränkung alles zu sagen, was einem einfällt. Die Assoziationen sind mit dem vorher Gesagten, also etwa mit einer Traumerzählung, unbewusst verknüpft. (S. 84, 126)

Falltraum: s. S. 189

Flugtraum: s. S. 134, 188

Kastrationsphantasie: bedeutet in der Psychoanalyse, dass sich der Junge vom Vater wegen seiner sexuellen Aktivität bedroht sieht. Es handelt sich also um keine reale Bedrohung, sondern um eine Projektion der eigenen aggressiven Impulse auf den Vater. (S. 104, 111)

Kinästhethischer Traum: ein Traum mit Bewegungsempfindungen (S. 196)

Kollektives Unbewusstes: hat nach C. G. Jung seinen Ursprung in der vererbten Gehirnstruktur und arbeitet darum unabhängig vom Ich. Es stellt eine Art Erbmasse der Menschheitsentwicklung dar. (S. 192)

Kompensation: bedeutetet, dass sich Träume ausgleichend zur jeweiligen und möglicherweise einseitigen Bewusstseinslage verhalten würden. Das Unbewusste gliedert dem Traum alle jenen Elemente an, die am Vortag unterschwellig bleiben mussten. (S. 148, 189)

Konflikt: bedeutet in der Psychoanalyse, wenn sich gegensätzliche innere Strebungen oder Forderungen gegenüberstehen und zu einem Kompromiss zwingen. (S. 95)

Latenter Trauminhalt: ist nach S. Freud die vollständige und genaue Übersetzung der Worte des Träumers, so, wie sie der Analytiker enthüllt (in Freuds Traumtheorie also der verkleidete Wunsch). (S. 174*f.*)

Magisch-animistisches Denken: das Denken des Kindes während der ersten fünf Lebensjahre. Das Kind glaubt, dass seine Gedanken und Handlungen Ereignisse bewirken könnten. Animistisch bedeutet, alles in der Umgebung ist lebendig. (S. 53, 65, 107)

Manifester Trauminhalt: umfasst alles, woran sich der Träumer nach dem Erwachen bewusst erinnert und was ihm in irgendeiner Weise im Gedächtnis haftenbleibt. (S. 173*f.*)

Narzissmus: In Anlehnung an die Sage vom Narziss versteht man darunter die Liebe, die man dem Bild von sich selber entgegenbringt (Selbstliebe). (S. 113)

Narzisstische Wut: ist nach Heinz Kohut eine „Aggression, die aus dem Nährboden eines gestörten narzisstischen Gleichgewichts emporwuchert“. Die zeigt sich in Gestalt einer unersättlichen Rachsucht nach einer narzisstischen Kränkung (Beispiele in der Literatur sind „Michael Kohlhaas“ und „Moby Dick“). (S. 63)

Objekt: bedeutet in der Psychoanalyse die lebendige Bezugsperson, das Subjekt ist die eigene Person. Bei der Deutung auf der Objektstufe werden die Traumfiguren konkret und nicht symbolisch verstanden. (S. 51)

Regression: bedeutet in der Psychoanalyse eine Rückkehr zu Etappen, welche in der Entwicklung bereits überschritten sind. (S. 57)

Schwebetraum: s. S. 134

Subjektstufe: Bei der Deutung auf der Subjektstufe werden die Traumfiguren als personifizierte Züge der Persönlichkeit des Träumers aufgefasst. Der aggressive Vater im Traum verkörpert beispielsweise gleichzeitig eigene aggressive Anteile des Träumers. (S. 52, 176)

Symbol: steht als Zeichen für den tieferen Sinn von etwas anderem. Die Fülle dessen, was in einem Symbol enthalten ist, ist immer vieldeutig und lässt sich niemals nur auf einen Begriff festlegen. Wenn in diesem Buch bestimmte Symbole benannt wurden, so soll das dem Leser helfen, bestimmte wiederkehrende Elemente der „Traumsprache“ zu verstehen. So etwa, wenn „Schnecke“ landschaftlich-mundartlich „weibliches Geschlechtsorgan“ bedeutet. Oder wenn wir ein „langes Rohr“ als Symbol für das „Glied“ deuten (was als Erklärung niemals genügt). Es wäre ein falsches Verständnis einer solchen Deutung, wenn der nur „wissende“ Deuter dem Träumer mit seiner Deutung den Traum „erklärte“. Denn die Symbolisierung ist ja aus gutem Grund erfolgt. Und aus demselben Grund wird der Träumer auch eine solche direkte Deutung zu Recht als Unsinn abtun, weil diese Deutung ja nicht auf sein Problem eingeht, das ja genau in dem Konflikt besteht, aus dem heraus er „die Dinge nicht beim Namen nennen konnte". Traumsymbolik kann nicht isoliert existieren, sondern nur im Rahmen einer Gesamtsymbolik.

Tagesreste: jene meist banalen Elemente aus dem Vortag, die der Traum als Anknüpfungspunkte verwendet. Dies kann das Bruchstück einer Wahrnehmung sein, eine Stimmung, eine Filmsequenz etc., was dann in eine völlig andersartige Bildkomposition eingebaut wird. (S. 51, 120)

Tiertraum: s. S. 191

Traumserie: eine Reihe von aufeinanderfolgenden Träumen, welche ein Problem des Träumers von allen Seiten beleuchtet und Lösungsmöglichkeiten aufzeigt. (S. 23, 71)

Übergangsobjekte: sind reale Gegenstände, Tücher, Stofffiguren, die vom Kind in Notzeiten und während heftiger Gefühlszustände gebraucht werden. Sie stehen für die Mutter, sind noch Teil des Kindes, aber auch schon äußeres Objekt. (S. 192)

Über-Ich: ist eine moralische Instanz, welche die Summe aller Gebote und Verbote enthält, die das Kind einst aufgenommen hat, um nicht die Liebe der Eltern zu verlieren. (S. 136)

Zensur: war in Freuds Traumtheorie eine Funktion, welche den unbewussten Wünschen den Zugang zum Vorbewussten und Bewusstsein verbot, so dass sie sich „verkleiden" mussten. (S. 95)

Buchempfehlungen zum Weiterlesen für Eltern

Bruno Bettelheim: Kinder brauchen Märchen. Deutsche Verlagsanstalt Stuttgart, 1977 (auch als Taschenbuch bei dtv erschienen)

Sigmund Freud: Die Traumdeutung. S. Fischer Verlag, Frankfurt am Main, 1972 (auch als Fischer Taschenbuch erschienen)

C. G. Jung: Traum und Traumdeutung. dtv, München, 1990

Zur vertiefenden Lektüre empfehle ich mein Buch

Hans Hopf: Träume von Kindern und Jugendlichen. Diagnostik und Psychotherapie. Kohlhammer Verlag, Stuttgart, 2007

Literaturverzeichnis

Aichele, J. (1940/41): Das Tier im Traum und Phantasie des Jugendlichen, Zentralblatt für Psychotherapie, 12, 12–23 (1940/41)

Balint, M. (1960): Angstlust und Regression, Rowohlt Verlag, Reinbek, 1972

Balint, M. (1970): Therapeutische Aspekte der Regression, Rowohlt Verlag, Reinbek, 1973

Becker-Carus, C. (1981) Schlaf und Traum, in: Becker-Carus, C. (Hg.): Grundriss der Physiologischen Psychologie, UTB Quelle und Meyer, Heidelberg, 282–302

Bischof-Köhler, D. (2011): Von Natur aus anders. Die Psychologie der Geschlechtsunterschiede. 4. Auflage, Kohlhammer Verlag, Stuttgart.

Brocher, T. (1971): Psychosexuelle Grundlagen der Entwicklung, Leske Verlag, Opladen

Brocher, T./v. Friedeburg, L. (Hg.) (1972): Lexikon der Sexualerziehung, Kreuz Verlag Stuttgart

Cartwright, R. D. (1979): Die Werkstatt der Seele, Psychologie heute, 5, 52–57, (1979)

Cartwright, R. D. (1982): Schlafen und Träumen, Kindler Verlag, München

Chodorow, N. (1985): Das Erbe der Mütter, Verlag Frauenoffensive München

Cramer, G. (1982): Traumzeit im Dschungel, Psychologie heute, 1/82, 62–69

De Martino, M. F. (1955): A review of the literature on childrens dreams, Psychiatric Quaterly Supplement, Part 1, 90–101 (1955)

Erzählungen aus Tausendundeiner Nacht (1953): Droemersche Verlagsanstalt München

Fosshage, J.L. (1983): The psychological function of dreams. A revised psychoanalytic perspective, Psychoanal. Contemp. Thought, 6, 641–669, (1983)

Foulkes, D., Swanson, E. M., & Larson, J. D. (1968 a): Dreams of the preschool child, Psychophysiology, 5, 220 (1968)

Foulkes, D., Larson, J. & Rardin, M. (1968 b): Dreams of institutionalized and noninstitutionalized adolescents, Psychophysiology, 5, 222–223 (1968)

Foulkes, D., Larson, J. D., Swanson, E. M. & Rardin, M. (1969): Two studies of childhood dreaming, American Journal of Orthopsychiatry, 39, 627-643 (1969)

Foulkes, D. (1979 a): Home and laboratory dreams; four

empirical studies and a conceptual reevaluation, Sleep, 2, 233–257 (1979)
Foulkes, D. (1979 b): Der Traum – Spiegelbild der kindlichen Entwicklung, Psychologie heute, 5, 58–63 (1979)
Foulkes, D. (1982): Children's Dreams, Longitudinal Studies, John Wiley & Sons, New York, Chichester, Brisbane, Toronto, Singapore
Freud, S. (1900 a): Die Traumdeutung, Studienausgabe Bd. II, Fischer Verlag, Frankfurt a. M., 1972
Freud, S. (1925 d): Selbstdarstellung, GW XIV, 31–96
Grimms Kinder- und Hausmärchen (1962): Eugen Diederichs Verlag Düsseldorf-Köln, Band 1
Hall, C. & Domhoff, B. (1963): A Ubiquitous Sex Difference in Dreams, J. Abnorm. Soc. Psychol. 66, 278–280
Hall, C. (1963): Fremde in Träumen: ein empirischer Nachweis des Ödipuskomplexes, in: Eysenck, H. J. & Wilson, G. D. (Hg.): Experimentelle Studien zur Psychoanalyse Sigmund Freuds, Europaverlag, Wien, München, Zürich, 1979
Hall, C. S. & van de Castle, R. (1966): The Content Analysis of Dreams, Appleton-Century-Crofts, New York
Hall, C. S. et al. (1982): The Dreams of College Men and Women in 1950 and 1980: A Comparison of Dream Contents and Sex Differences, Sleep, 5 (2), 188–194 (1982)
Harris, I. D. (1960); Typical anxiety dreams and object relations, Int. J. Psycho-Anal., 41, 604–611 (1960)
Hopf, H. H. (1980): Kinderträume, Rowohlt Verlag, Reinbek
Hopf, H. H. (1981): Konflikte von Jugendlichen im Spiegel ihrer Träume, ajs-Informationen 1/81, 1–3

Hopf, H. H. (1988): Träume von Vorschulkindern, in: Schüttler-Janikulla, K. (Hg.): Handbuch für Erzieher, mvg, München

Hopf, H. H. (1989): Inhaltsanalytische Erfassung von Oknophilie und Philobatismus in den Träumen von Kindern und Jugendlichen, Diss. rer. biol. hum., Universität Ulm

Hopf, H. H. (1990): Vom Fliegen und Fallen und von der Sehnsucht nach einem geliebten Objekt, Kind und Umwelt 66/90, 12–25

Hopf, H. H. (1992): Kinderträume verstehen, Rowohlt Verlag Reinbek

Hopf, H. (1998): Aggression in der analytischen Therapie mit Kindern und Jugendlichen. Vandenhoeck & Ruprecht, Göttingen

Heinemann, E.; Hopf, H. (2012): Psychische Störungen in Kindheit und Jugend. Kohlhammer Verlag, Stuttgart, 4. Auflage

Hopf, H. (2007): Träume von Kindern und Jugendlichen. Diagnostik und Psychotherapie. Kohlhammer Verlag, Stuttgart

Hopf, H. (2014): Die Träume der Mädchen und die Träume der Jungen. Sehnsucht nach Nähe – Angst vor der Nähe? In: frühe Kindheit 04/14 17. Jahrgang

Hopf, H. (2015a): Die Psychoanalyse des Jungen. Klett-Cotta, Stuttgart, 2. Auflage

Heinemann, E.; Hopf, H. (2015b): Psychische Störungen in Kindheit und Jugend. Kohlhammer Verlag, Stuttgart, 5. Auflage

Hopf, H. (2015c): Töchter träumen ihren Vater. In: Huber,

J.; Walter, H. (Hrsg.): Der Blick auf Vater und Mutter: Wie Kinder ihre Eltern erleben. Vandenhoeck & Ruprecht, Göttingen

Jung, C. G. (1928): Über psychische Energetik und das Wesen der Träume, Walter Verlag, Olten und Freiburg, 1971

Jung, C. G. (1939): Psychologische Interpretation von Kinderträumen und älterer Literatur über Träume, Privatdruck

Kemper, W. W. (1955): Der Traum und seine Bedeutung, Fischer Taschenbuch Verlag, 1983

Kimmins, C. M. (1931): Children's dreams, in: Murchison, C. (Hg.): Handbook of Child Psychiatry, Worcester, Massachusetts, Clark University Press, 527–554

Laplanche, J. & Pontalis, J. B. (1973): Das Vokabular der Psychoanalyse, Suhrkamp Taschenbuch, Bd. I/II

Lutz, Ch. (1988): Psychologisches Wissen in Märchen. Verlag Adolf Bonz, vergriffen

Maeder, A. (1912): Über die Funktion des Traumes, Jb. psa. Fschg., 4, 692–707 (1912)

Mahler, M. S., Pine, F. & Bergman, A. (1978): Die psychische Geburt des Menschen, Fischer Taschenbuch Verlag, 1982

Menninghaus, W. (1999): Ekel. Theorie und Geschichte einer starken Empfindung. Suhrkamp Verlag, Frankfurt

Paulsen, L. (1971): Dreams and fantasies of falling, Int. J. Psychoanal., 16, 1–17 (1971)

Rentrop, E. (1980): Diagnostische Überlegungen zu Flugträumen, Materialien Psychoanalyse, 6, 243–256 (1980)

Rendtorff, B. (2003): Kindheit, Jugend und Geschlecht. Beltz Verlag, Weinheim.

Samuels, A., Shorter, B. & Plaut, F. (Hg.) (1991): Wörterbuch Jungscher Psychologie, Deutscher Taschenbuch Verlag, München

Saul, J. S. & Curtis, G. C. (1967): Dream form and strength of impulse in dreams of falling and other dreams of descent, Int. J. Psych-Anal., 48, 218–287 (1967)

Schmidt, R. F. & Thews, G. (Hg.): Physiologie des Menschen, Springer Verlag, Berlin, Heidelberg, New York, Tokio, 1985

Siebenthal, W. v. (1953): Die Wissenschaft vom Traum, Springer Verlag, Berlin, Göttingen, Heidelberg

Strauch, I. (1981) Ergebnisse der experimentellen Traumforschung, in: Baumann, U.; Berfalk, H. & Seidenstücker, G. (Hg.): Klinische Psychologie, Bd. 4, Verlag Huber, Bern

Sternlicht, M. (1966): Dreaming in adolescent and adult institutionalized mental retardates, Psychiatric Quaterly Supplement, 40, 97–99 (1966) http://www.stmas.bayern.de/migration/fragen/index.php (05.08.15)

Strunz, Franz (1986): Über Kastrationsversuche am Traum, Zschr. Psychosom. Med., 32, 249–271 (1986)

Strunz, Franz (1986): Die episodischen Phänomene des Schlafs und der Traum, Psychother. med. Psychol., 36, 259–273 (1986)

Strunz, Franz (1986): Was tut sich im Schlaf? Die sexuelle Reaktion, Sexualmedizin, 12, 624–631

Strunz, Franz (1988): Die Träume der Kinder, in: Psychother. med. psychol. 38, 175–184

Van de Castle, R. L. (1970): His, Hers and the children's Psychology Today, 4, 37–39 (1970)

Wege, A. C. (1981): Der Traum – und seine Bedeutung für die Kinderpsychotherapie, Diplomarbeit, Univ. Würzburg, 1981

Winnicott, D. W. (1953/1969): Übergangsobjekte und Übergangsphänomene, in: Psychologie der zwischenmenschlichen Beziehung, Wissenschaftliche Buchgesellschaft, Darmstadt, 1982

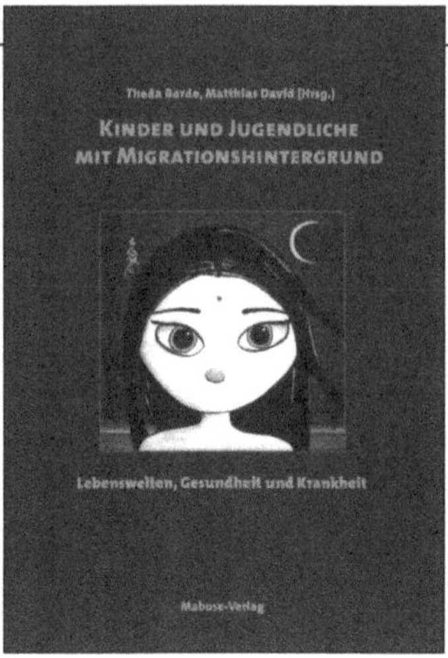

Theda Borde, Matthias David (Hrsg.)

Kinder und Jugendliche mit Migrationshintergrund

Lebenswelten, Gesundheit und Krankheit

3. Aufl. 2015, 315 Seiten, 39,90 Euro
ISBN 978-3-935964-69-2

Immer mehr Kinder wachsen in einem Land auf, das nicht ihr Geburtsland ist. Aber auch die zweite Generation – die in Deutschland geborenen Kinder und Jugendlichen aus MigrantInnenfamilien – sind durch zwei Kulturen geprägt. Diese Situation kann Chancen in sich bergen, aber auch soziale und gesundheitliche Probleme nach sich ziehen.
Die Beiträge beschäftigen sich u. a. mit der Frage nach geburtshilflichen Risikofaktoren bei MigrantInnen, zeigen Unterschiede im Ernährungsverhalten und bei Erziehungsmustern auf, beleuchten psychische Entwicklungsrisiken bei Kindern und Jugendlichen und gehen auf die Gesundheitssituation von Flüchtlingskindern ein.

Mabuse-Verlag

Postfach 900647 b • 60446 Frankfurt am Main
Tel.: 069 – 70 79 96-16 • Fax: 069 – 70 41 52
info@mabuse-verlag.de • www.mabuse-verlag.de

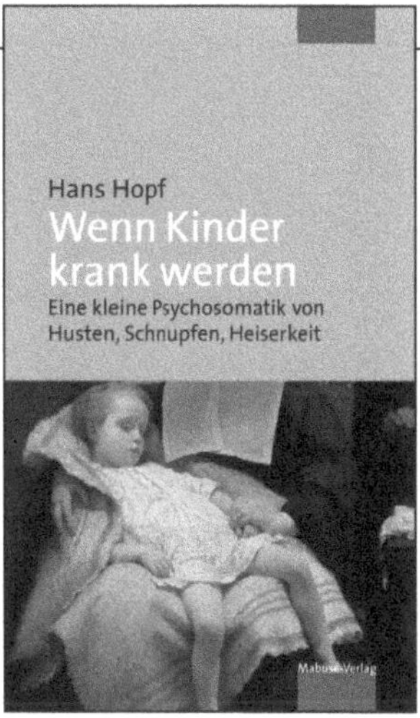

Hans Hopf

Wenn Kinder krank werden

Eine kleine Psychosomatik von Husten, Schnupfen, Heiserkeit

2. Aufl. 2015, 180 Seiten, 16,90 Euro
ISBN 978-3-86321-228-5

Wenn Kinder an Fieber, Durchfall, einer Infektion oder an Schlafstörungen leiden, denken wir zunächst an alte Hausmittel, an wirksame Medikamente und erhoffen schnelle Hilfe durch einen Besuch beim Arzt. Manchmal ist eine Krankheit aber auch ein Hinweis auf Entwicklungsschwierigkeiten des Kindes oder Ausdruck von Konflikten im sozialen Umfeld.
Die Fallgeschichten des erfahrenen Kinderpsychoanalytikers Hans Hopf sensibilisieren Eltern und ErzieherInnen für solche Zusammenhänge, die aus unserem Erziehungsalltag oft ausgeklammert werden. Das Buch zeigt uns, wie wir lernen, genauer in das Kind hineinzuhorchen und seine Erkrankungen besser zu verstehen.

Mabuse-Verlag

Postfach 900647 b • 60446 Frankfurt am Main
Tel.: 069 – 70 79 96-16 • Fax: 069 – 70 41 52
info@mabuse-verlag.de • www.mabuse-verlag.de

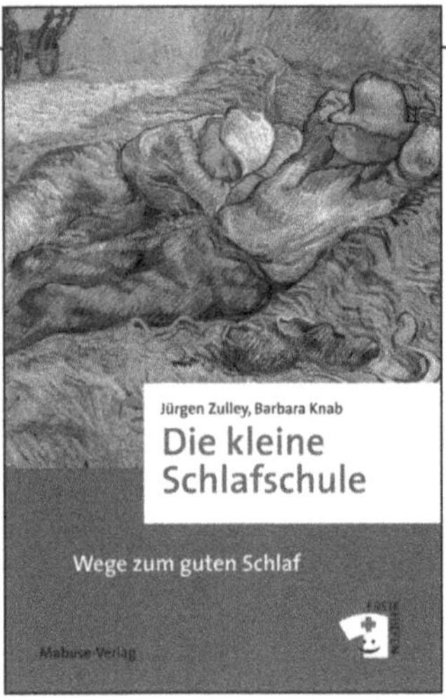

Jürgen Zulley, Barbara Knab

Die kleine Schlafschule

Wege zum guten Schlaf

2015, 158 Seiten, 14,95 Euro, Erste Hilfen Band 9
ISBN 978-3-86321-284-1

Schlaf ist lebenswichtig und unerlässlich für jede menschliche Leistung, überdies eine Quelle der Freude und Ausgeglichenheit. Doch vieles kann ihn stören, etwa Lärm, Schmerzen, Grübeln – oder ein Leben gegen die biologischen Rhythmen. Jeder dritte Erwachsene schläft öfter schlecht. Wer dann falsch reagiert, kann eine Schlafstörung entwickeln.
Wer richtig reagieren will, dem hilft die Schlafschule – mit fundiertem Hintergrundwissen, aktuellen wissenschaftlichen Erkenntnissen und praktischen Tipps.

Mabuse-Verlag

Postfach 900647 b • 60446 Frankfurt am Main
Tel.: 069 – 70 79 96-16 • Fax: 069 – 70 41 52
info@mabuse-verlag.de • www.mabuse-verlag.de

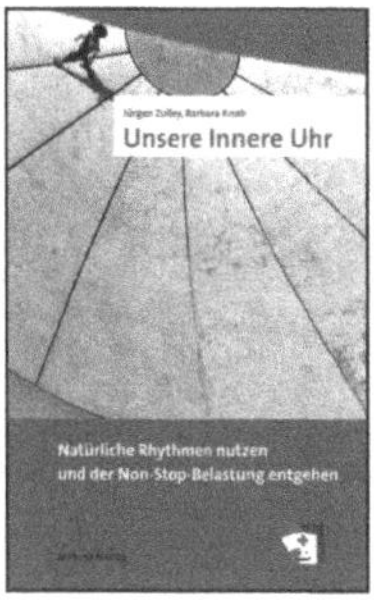

Jürgen Zulley,
Barbara Knab

Unsere Innere Uhr

Natürliche Rhythmen nutzen und der Non-Stop-Belastung entgehen

2. Auflage 2014,
223 S., 16,90 Euro
ISBN 978-3-940529-32-9

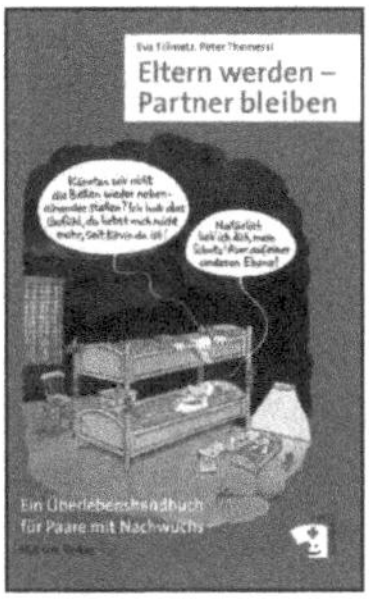

Eva Tillmetz,
Peter Themessl

Eltern werden – Partner bleiben

Ein Überlebens-handbuch für Paare mit Nachwuchs

3. Auflage 2013,
224 S., 16,90 Euro
ISBN 978-3-86321-107-3

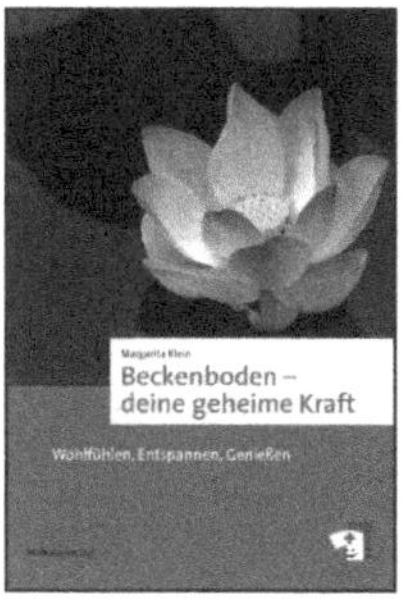

Margarita Klein

Beckenboden – deine geheime Kraft

Wohlfühlen, Entspannen, Genießen

123 S., 16,90 Euro
ISBN 978-3-86321-136-3

Reihe »Erste Hilfen« im Mabuse-Verlag

Jürgen Zulley,
Barbara Knab

Wach und fit

Mehr Energie, Leistungsfähigkeit und Ausgeglichenheit

157 S., 12,90 Euro
ISBN 978-3-940529-33-6

Eva Tillmetz,
Peter Themessl

Papa hat's aber erlaubt

Erziehungskrisen im Kindergartenalter meistern

2. Auflage 2013,
207 S., 16,90 Euro
ISBN 978-3-86321-108-0

Judith Hennemann

Besonderes Glück?

Hilfen für Eltern mit einem geistig behinderten Kind

152 S., 16,90 Euro
ISBN 978-3-86321-006-9

Mabuse-Verlag

Postfach 900647 b • 60446 Frankfurt am Main
Tel.: 069 – 70 79 96-16 • Fax: 069 – 70 41 52
info@mabuse-verlag.de • www.mabuse-verlag.de

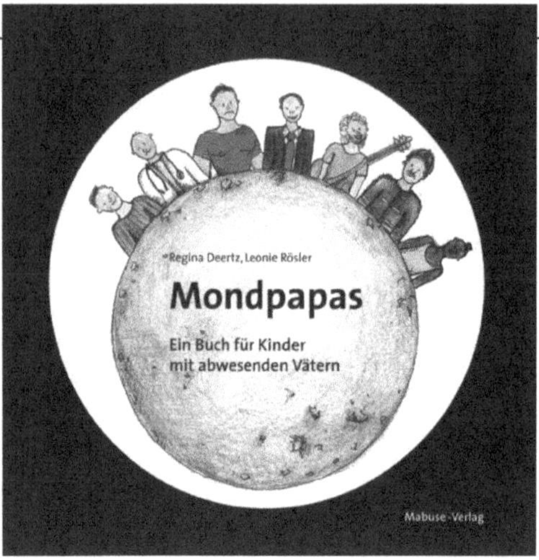

Regina Deertz, Leonie Rösler

Mondpapas

Ein Buch für Kinder mit abwesenden Vätern

2015, gebunden, vierfarbig, 44 Seiten, 12,90 Euro
ISBN 978-3-86321-230-8

„Wo ist Papa? Warum holt er mich nicht vom Kindergarten ab?"
Ist ein Vater dauerhaft abwesend, sind solche Fragen schwer zu beantworten. Schnell wird es emotional. Oft sind die Gründe komplex.
Das Buch gibt Erklärungen an die Hand, um die Situation altersgerecht verständlich zu machen. Liebevolle Zeichnungen und ein Ratgeberteil machen es zu einer wertvollen Hilfe für das Gespräch mit kleinen Kindern.

„Dicke Kaufempfehlung für Mütter, die einen Ex-Mann auf dem Mond haben!" (mama-arbeitet.de)

Mabuse-Verlag

Postfach 900647 b • 60446 Frankfurt am Main
Tel.: 069 – 70 79 96-16 • Fax: 069 – 70 41 52
info@mabuse-verlag.de • www.mabuse-verlag.de

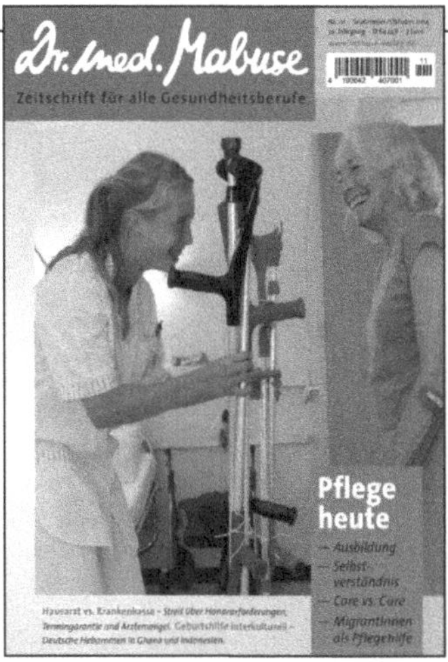

Dr. med. Mabuse

Zeitschrift für
alle Gesundheitsberufe

- kritisch
- unabhängig
- für ein soziales Gesundheitswesen

Schwerpunktthemen der letzten Hefte:

Psychiatrie (216) • Infektionen & Epidemien (215) • Schlafen & Wachen (214) • Trauma (213) • Mobilität (212) • Pflege heute (211) Hilfe beim Sterben (210) • Demenz (209) • Wohnen im Alter (207) Alternative Medizin (206) • Schuld (205) • Schwangerschaft und Geburt (204) • Sucht (203) • Soziale Arbeit (202) • Schmerz (201) Evidenzbasierung (200) • Ambulante Versorgung (199) • HIV/Aids (198) Arbeiten im Team (197) • Lobbyismus (196) • Qualität (194) Kindergesundheit, Kinderarmut (193) • Ausbildung (187) Privatisierung (186) • Ekel & Scham (181)

Eine vollständige Übersicht aller erhältlichen Ausgaben finden Sie auf unserer Homepage.

Abo zum Vorzugspreis (und ein Geschenk)!
Jetzt Dr. med. Mabuse zum Vorzugspreis von 29 Euro (statt 42 Euro) pro Jahr (6 Hefte) abonnieren und ein Buch oder einen Büchergutschein über 15 Euro als Geschenk aussuchen!

Kostenloses Probeheft anfordern:

Mabuse-Verlag

Postfach 900647 b • 60446 Frankfurt am Main
Tel.: 069 – 70 79 96-16 • Fax: 069 – 70 41 52
info@mabuse-verlag.de • www.mabuse-verlag.de

MABUSE-BUCHVERSAND

Wir besorgen Ihnen jedes lieferbare Buch!

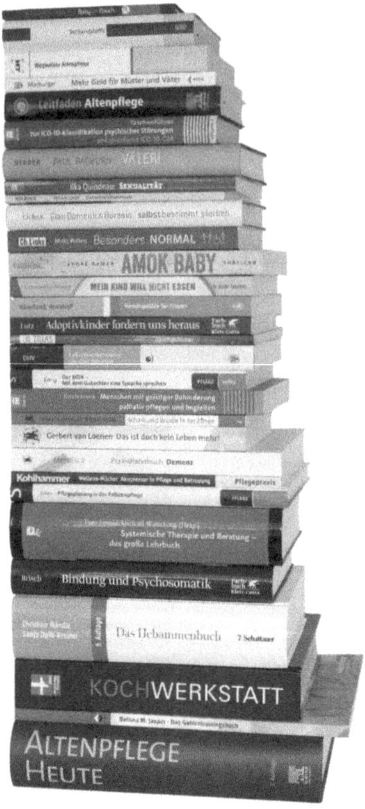

- Wir liefern zuverlässig und schnell alle Fachbücher, Romane sowie CDs und DVDs!
- Wir sind langjähriger und kompetenter Partner für Schulen, Ausbildungsinstitute und Bibliotheken!
- Mit Ihrer Direkt-Bestellung unterstützen Sie den unabhängigen Buchhandel!

Mabuse-Buchversand
Postfach 90 06 47
60446 Frankfurt am Main
Tel.: 069 – 70 79 96-16
Fax: 069 – 70 41 52
buchversand@mabuse-verlag.de
www.mabuse-verlag.de

Träume sind keine Schäume! Und weil alle träumen, können Eltern, ErzieherInnen unc rInnen an den Traumerzählungen erkenne kleinen und manchmal auch großen Probleme da zu bewältigen sind. Der erfahrene Kinder- und Jugendlichen-Psychotherapeut Hans Hopf zeigt an zahlreichen Beispielen und ihrer behutsamen Interpretation: Selbst ohne Kenntnis psychologischer Theorien können Erwachsene mit den kindlichen Traumbildern umgehen – vorausgesetzt, sie sind bereit, sich in die Träume einzufühlen.

Kinderträume verste
(Erste
9783863212933.3

empfohlen vom KIKT Kölner Institut für Kindertherapie

9 783863 212933

www.mabuse-verlag.de ISBN 978-3-86321-293-3